Ausbruch des Marburg-Virus:

Alles, was Sie über das tödliche virus wissen müssen

Harold Müller

Alle Rechte vorbehalten. Kein Teil dieser Veröffentlichung darf ohne die vorherige schriftliche Genehmigung des Herausgebers in irgendeiner Form oder mit irgendwelchen Mitteln, einschließlich Fotokopie, Aufzeichnung oder anderen elektronischen oder mechanischen Methoden, reproduziert, verbreitet oder übertragen werden, außer im Falle kurzer Zitate in kritischen Rezensionen und bestimmten anderen nichtkommerziellen Nutzungen, die durch das Urheberrecht zulässig sind.

Copyright © 2024 von Harold Muller

Inhaltsverzeichnis

Einführung.. 6
    Das Marburg-Virus..6
    Der globale Gesundheitskontext.............................8
    Warum Ruanda?...10
Kapitel Eins: Der Aufstieg eines tödlichen Virus.... 14
    Was ist das Marburg-Virus?....................................14
    Die Geschichte des Virus: Von 1967 bis heute.......16
    Ähnlichkeiten und Unterschiede mit Ebola............ 18
    Wie sich das Marburg-Virus verbreitet...................21
Kapitel Zwei: Marburgs Ankunft in Ruanda............. 24
    Der erste Fall: Wie er entdeckt wurde................... 24
    Die frühe Reaktion: Ein Wettlauf gegen die Zeit.....26
    Die Rolle der Gesundheitsbehörden.......................29
    Ruandas Gesundheitssystem: Stärken und
    Herausforderungen...31
Kapitel drei: Die Ausbreitung des Virus...................34
    Frühe Ausbrüche in Kigali.......................................34
    Gemeinschaftliche und internationale Reaktion..... 37
    Schlüsselfaktoren, die die Ausbreitung befeuern... 40
    Lehren aus anderen afrikanischen Ausbrüchen..... 42
**Kapitel 4: Auswirkungen auf das
Gesundheitspersonal..45**
    Frontline Heroes: Das Risiko für das medizinische
    Personal..45
    Fallstudien zu Todesfällen im Gesundheitswesen..47
    Die Rolle von Maßnahmen zur Infektionskontrolle. 50

Der psychologische Tribut für Gesundheitspersonal.. 52

Kapitel Fünf: Die Wissenschaft hinter Marburg...... 55

Virusübertragung: Flughunde und Menschen.........55

Symptome und Diagnose... 57

Aktuelle Behandlungsmethoden und Forschung....59

Die Suche nach einem Impfstoff.............................61

Was wir aus früheren Ausbrüchen wissen.............63

Kapitel Sechs: Ruandas Reaktion auf die Krise......65

Maßnahmen der Regierung und der WHO.............65

Abriegelungen, Quarantäne und Isolationsmaßnahmen.. 67

Die Rolle der internationalen Hilfe......................... 69

Der Einsatz von Technologie und Daten bei der Verfolgung von Fällen... 71

Die Rolle von Medien und öffentlicher Kommunikation.. 73

Kapitel sieben: Die wirtschaftlichen und sozialen Auswirkungen..76

Auswirkungen auf Ruandas Wirtschaft..................76

Bildung und Tourismus: Was war betroffen?.......... 79

Die emotionale und soziale Belastung von Gemeinschaften...82

Flüchtlinge und Vertreibungsbedenken.................. 84

Kapitel Acht: Der Wettlauf um ein Heilmittel........... 87

Aktuelle Forschung und Impfstoffversuche............87

Die Oxford-Studien und andere Impfbemühungen.89

Herausforderungen bei der Entwicklung eines Marburg-Impfstoffs..92

Die Rolle der internationalen Zusammenarbeit...... 94

Kapitel Neun: Globale Auswirkungen: Ist die Welt vorbereitet?..97
    Lehren aus früheren Ausbrüchen.......................... 97
    Die Rolle der WHO und anderer globaler Gremien.... 100
    Kann die Welt auf eine Marburger Pandemie reagieren?..102
    Wie Marburg und Ebola die zukünftige Gesundheitspolitik prägen..................................... 105

Kapitel zehn: Was vor uns liegt: Ruandas Weg zur Genesung..108
    Die aktuelle Situation: Fortschritte und Rückschläge. 108
    Ruandas Gesundheitsinfrastruktur nach dem Ausbruch..110
    Langfristige Auswirkungen auf Land und Leute.... 113
    Vorbereitung auf zukünftige Ausbrüche................ 115

Abschluss..118
    Überlegungen zum Marburg-Ausbruch 2024........ 118
    Was wir aus Ruandas Reaktion lernen können.... 120
    Mit besserer Vorbereitung in die Zukunft blicken.. 123

Einführung

Der Marburg-Virus

Das Marburg-Virus ist eines der tödlichsten Viren, die die Menschheit kennt, mit einer Sterblichkeitsrate von bis zu 90 %. Es gehört zur Familie der Filoviridae, zu der auch das Ebola-Virus gehört. Obwohl beide Viren ähnliche Eigenschaften aufweisen, ist das Marburg-Virus schwerer zu fassen und wurde im Vergleich zu seinem berüchtigteren Cousin Ebola weniger untersucht. Dennoch wurde sein tödliches Potenzial durch sporadische Ausbrüche im Laufe der Jahre immer wieder unter Beweis gestellt.

Das Virus wurde erstmals 1967 bei einem Ausbruch in Marburg, Deutschland, identifiziert, nachdem Labormitarbeiter infizierten, aus Uganda importierten Affen ausgesetzt waren. Der Ausbruch führte zu mehreren Todesfällen und markierte den Beginn der Bekanntheit des Virus in der globalen Gesundheitsgemeinschaft. Allerdings zirkulierte das Marburg-Virus schon vorher in Tierpopulationen, insbesondere in Afrikanischen Flughunden, die als primäres natürliches Reservoir gelten.

Bei der Infektion des Menschen erfolgt die Übertragung des Virus durch direkten Kontakt mit Körperflüssigkeiten wie Blut, Erbrochenem, Speichel oder Urin infizierter Personen oder Tiere. Das Übertragungsrisiko steigt in Umgebungen, in denen Personen diesen Flüssigkeiten ausgesetzt sind, einschließlich im Gesundheitswesen, insbesondere in Regionen mit begrenzten Ressourcen oder Infrastruktur zur Bekämpfung von Infektionskrankheiten.

Die Symptome einer Marburg-Infektion beginnen typischerweise abrupt mit Fieber, Kopfschmerzen, Muskelschmerzen und Müdigkeit und entwickeln sich schnell zu Erbrechen, Durchfall, Bauchschmerzen und starken Blutungen. Dieses schnelle Fortschreiten macht das Virus besonders gefährlich, da es kein bekanntes Heilmittel oder eine allgemein verfügbare Behandlung gibt. Die Sterblichkeitsrate hängt von der Gesundheitsinfrastruktur, der Früherkennung und der raschen Umsetzung medizinischer Protokolle ab. Allerdings stellt Marburg nach wie vor eine ernsthafte Bedrohung für die öffentliche Gesundheit in Afrika dar, da auf dem gesamten Kontinent sporadische Ausbrüche gemeldet werden, insbesondere in Uganda, Angola und der Demokratischen Republik Kongo.

Im Jahr 2024 rückte das Marburg-Virus mit einem neuen Ausbruch in Ruanda wieder ins Rampenlicht, erregte die Aufmerksamkeit globaler Gesundheitsorganisationen und löste eine sofortige Reaktion sowohl der ruandischen Regierung als auch der Weltgesundheitsorganisation (WHO) aus. Dieser jüngste Ausbruch verdeutlichte die anhaltenden Gefahren zoonotischer Krankheiten, die vom Tier auf den Menschen übergehen, und die Unvorhersehbarkeit viraler Bedrohungen in der globalisierten Welt.

Der globale Gesundheitskontext

Im breiteren Kontext der globalen Gesundheit stellen neu auftretende Krankheiten wie Marburg die internationale Gemeinschaft vor große Herausforderungen. In den letzten Jahrzehnten konnten wir einen Anstieg neuer Infektionskrankheiten beobachten, die über nationale Grenzen hinausgingen und durch globale Reisen, Handel und Umweltveränderungen vorangetrieben wurden. Krankheiten wie SARS, Zika und COVID-19 haben die Anfälligkeit der globalen Gesundheitssysteme gegenüber neuen und gefährlichen Krankheitserregern deutlich gemacht.

Das Marburg-Virus ist eine deutliche Erinnerung an die anhaltende Notwendigkeit von Wachsamkeit, Bereitschaft und internationaler Zusammenarbeit. Gesundheitssysteme auf der ganzen Welt müssen darauf vorbereitet sein, schnell auf Virusausbrüche zu reagieren, um zu verhindern, dass sie zu Pandemien werden. Der Ebola-Ausbruch 2014–2016 in Westafrika hat gezeigt, welche verheerenden Auswirkungen mangelnde Vorbereitung und verspätete Reaktionen sowohl auf die öffentliche Gesundheit als auch auf die Weltwirtschaft haben können.

Als Reaktion auf neu auftretende Bedrohungen spielen internationale Gesundheitsorganisationen wie die Weltgesundheitsorganisation (WHO) und Nichtregierungsorganisationen (NGOs) eine wesentliche Rolle bei der Koordinierung globaler Reaktionen. Diese Einrichtungen leisten nicht nur finanzielle und logistische Unterstützung, sondern helfen auch bei der Forschung und Entwicklung von Behandlungen und Impfstoffen, die alle von entscheidender Bedeutung sind, um die Ausbreitung und Auswirkungen von Infektionskrankheiten zu minimieren.

Der Ausbruch von Marburg in Ruanda unterstreicht die Bedeutung dieser globalen Gesundheitspartnerschaften. Es ist auch eine Erinnerung an die großen Unterschiede beim Zugang zur Gesundheitsversorgung zwischen Ländern mit hohem und niedrigem Einkommen. Während wohlhabendere Länder über die Ressourcen verfügen, Ausbrüche schnell und effektiv zu bekämpfen, haben Länder mit niedrigem Einkommen häufig Schwierigkeiten, zu reagieren, da es an Infrastruktur, geschultem Personal und Zugang zu lebenswichtigen medizinischen Hilfsgütern mangelt. Der Marburg-Ausbruch im Jahr 2024 in Ruanda ist ein Testfall für die internationale Zusammenarbeit im Gesundheitsbereich und die Notwendigkeit einer größeren globalen Solidarität bei der Bekämpfung viraler Bedrohungen.

Ein weiterer kritischer Aspekt des globalen Gesundheitskontexts ist der anhaltende Kampf um die Entwicklung wirksamer Impfstoffe und Behandlungen für Viruserkrankungen. Im Fall Marburg steckt die Forschung noch in den Kinderschuhen, es gibt jedoch vielversprechende Entwicklungen. Mehrere Impfstoffkandidaten sind in Arbeit und es besteht die Hoffnung, dass Fortschritte in diesem Bereich dazu beitragen werden, die Bedrohung durch Marburg in Zukunft zu mildern. Allerdings wird die Dringlichkeit der Entwicklung von Behandlungen für diese tödlichen Viren durch jeden neuen Ausbruch unterstrichen, der deutlich an die Unvorhersehbarkeit neu auftretender Krankheiten erinnert.

Warum Ruanda?

Ruanda, ein Binnenstaat in Ostafrika, gilt seit langem als Leuchtturm der Stabilität und des Fortschritts in einer Region, die oft von Konflikten und Krankheiten geplagt wird. Nach den Schrecken des Völkermords von 1994 hat Ruanda einen bemerkenswerten Wandel durchgemacht. Das Land hat bedeutende Fortschritte bei der Verbesserung seiner Gesundheitsinfrastruktur, der Verringerung der Armut und der Gewährleistung des Wirtschaftswachstums gemacht. Doch trotz dieser

Fortschritte ist Ruanda mit den gleichen Gesundheitsbedrohungen konfrontiert wie viele andere afrikanische Länder, darunter neu auftretende Infektionskrankheiten wie das Marburg-Virus.

Ruandas Gesundheitssystem gilt als eines der effizientesten in Afrika, was vor allem auf das Engagement des Landes für eine allgemeine Gesundheitsversorgung und den Fokus auf die Gesundheit der Gemeinschaft zurückzuführen ist. Die Regierung hat stark in die Gesundheitsinfrastruktur investiert und ihr Gesundheitssystem wird oft als Vorbild für andere Nationen in der Region angesehen. Der Ausbruch des Marburg-Virus im Jahr 2024 hat jedoch gezeigt, dass selbst die am besten vorbereiteten Systeme nicht immun gegen die Herausforderungen neu auftretender Krankheiten sind.

Die Entscheidung Ruandas, angesichts des Marburg-Ausbruchs schnelle Reaktionsmaßnahmen zu priorisieren, ist ein Beweis für sein Engagement, seine Bevölkerung vor Infektionskrankheiten zu schützen. Die schnellen Maßnahmen der ruandischen Regierung, darunter die sofortige Identifizierung von Fällen, Quarantänemaßnahmen und die Zusammenarbeit mit internationalen Gesundheitsorganisationen, waren entscheidend für die Eindämmung des Virus und die Verhinderung seiner weiteren Ausbreitung.

Es gibt mehrere Gründe, warum Ruanda als Ort für diesen Ausbruch ausgewählt wurde, der Hauptgrund liegt jedoch im breiteren epidemiologischen Kontext. Die Nähe Ruandas zu anderen ostafrikanischen Ländern, in denen es zu Ausbrüchen des Marburg-Virus kam, wie beispielsweise Uganda, machte das Land anfälliger für die Ausbreitung der Krankheit. Das von Flughunden übertragene Virus kann leicht Grenzen überschreiten, insbesondere in Regionen, in denen sich menschliche Aktivitäten und Tierlebensräume überschneiden.

Darüber hinaus tragen die zunehmende Urbanisierung Ruandas und die zunehmende Anbindung an die Nachbarländer durch Handel und Reisen zum Risiko neu auftretender Infektionskrankheiten bei. Die zunehmende Integration des Landes in die Weltwirtschaft ist zwar in vielerlei Hinsicht vorteilhaft, erhöht aber auch das Potenzial für die Ausbreitung von Infektionskrankheiten. Trotz der Herausforderungen, die der Ausbruch mit sich brachte, haben die Regierung und das Gesundheitssystem Ruandas ihre Widerstandsfähigkeit bei der wirksamen Bewältigung der Krise bewiesen.

Ruandas Reaktion auf den Marburg-Ausbruch wirft auch ein Licht auf die wachsende Rolle des Landes in der regionalen Gesundheitsverwaltung. Als wichtiger Akteur in der Ostafrikanischen Gemeinschaft (EAC) wird der Umgang Ruandas mit dem Ausbruch Auswirkungen auf die Nachbarländer haben und möglicherweise als Vorbild für andere Nationen in der Region dienen. Ruanda hat eine aktive Rolle in den Bemühungen der EAC übernommen, die regionalen Gesundheitssysteme zu stärken und die Reaktionsmechanismen auf neu auftretende Krankheiten zu verbessern.

Schließlich machen Ruandas einzigartige geografische Merkmale, wie seine hohe Bevölkerungsdichte und das Vorhandensein von Lebensräumen für Wildtiere, die zoonotische Krankheiten beherbergen, es zu einem Hotspot für potenzielle Ausbrüche. Da die Welt einer zunehmenden Bedrohung durch Zoonosen ausgesetzt ist, dienen Ruandas Erfahrungen mit dem Marburg-Ausbruch als entscheidende Lernmöglichkeit sowohl für das Land als auch für die internationale Gemeinschaft.

Kapitel Eins: Der Aufstieg eines tödlichen Virus

Was ist das Marburg-Virus?

Das Marburg-Virus ist eines der gefährlichsten und tödlichsten Viren, die der Mensch kennt. Es gehört zur Familie der Filoviridae, zu der auch das Ebola-Virus gehört. Beide Viren können hämorrhagisches Fieber verursachen, eine Erkrankung, bei der die Blutgefäße im Körper beschädigt werden, was zu schweren Blutungen, Schock und schließlich zum Tod führt. Das Marburg-Virus wurde erstmals 1967 nach einem Ausbruch in Europa als Bedrohung erkannt. Es wird jedoch angenommen, dass das Virus selbst schon viel länger existierte und möglicherweise in Tierpopulationen zirkulierte, bevor es jemals auf den Menschen übersprang.
Was Marburg von vielen anderen viralen Erregern unterscheidet, ist seine extreme Letalität. Während das Virus selbst selten und sporadisch auftritt, ist sein Potenzial für weitreichende Verwüstungen immens, was es in Regionen, in denen es endemisch ist, zu einem großen Problem für die öffentliche Gesundheit macht. Das Virus ist zoonotisch, das heißt, es kann vom Tier auf den Menschen überspringen. Es wird angenommen, dass

Flughunde, insbesondere der Nilflughund, als natürliches Reservoir für das Marburg-Virus dienen, das heißt, dass sie das Virus übertragen, ohne notwendigerweise dadurch geschädigt zu werden.

Wenn das Virus tatsächlich Menschen infiziert, kann es durch direkten Kontakt mit Körperflüssigkeiten einer infizierten Person oder eines infizierten Tieres wie Blut, Speichel, Erbrochenem, Urin oder sogar Schweiß übertragen werden. Dies ist ein Schlüsselfaktor für die hohe Übertragungsrate, insbesondere in Umgebungen wie Krankenhäusern oder bei Mitarbeitern des Gesundheitswesens, die in direkten Kontakt mit infizierten Patienten kommen. Die Symptome einer Marburg-Infektion treten abrupt auf und sind äußerst schwerwiegend, wobei die Patienten häufig unter hohem Fieber, starken Kopfschmerzen, Muskelschmerzen und Unwohlsein leiden. Es folgen Magen-Darm-Beschwerden wie Erbrechen, Durchfall und Bauchschmerzen. Das Virus führt dann zu ausgedehnten Blutungen, die innere Blutungen, blutunterlaufene Augen und manchmal sogar Blutungen aus Nase, Zahnfleisch und Rektum verursachen.
Leider gibt es kein bekanntes Heilmittel für das Marburg-Virus. Die Behandlung ist hauptsächlich unterstützend und konzentriert sich auf die Aufrechterhaltung der Flüssigkeitszufuhr, die Linderung der Symptome und die Pflege der betroffenen Organe.

Da sich das Virus rasch ausbreitet, ist eine frühzeitige Erkennung und Intervention von entscheidender Bedeutung. Darüber hinaus bedeutet die hohe Sterblichkeitsrate des Virus, dass die Verhinderung der Ausbreitung von Marburg für die Eindämmung eines Ausbruchs von entscheidender Bedeutung ist.

Trotz der Entwicklung einiger experimenteller Impfstoffe und Behandlungen bleibt das Marburg-Virus eine erhebliche Bedrohung, insbesondere in Teilen Afrikas, wo es zu Ausbrüchen kam. Der Ausbruch in Ruanda im Jahr 2024 rückte das Virus weltweit ins Rampenlicht und verdeutlichte die anhaltenden Risiken, die von diesem tödlichen Krankheitserreger ausgehen.

Die Geschichte des Virus: Von 1967 bis heute

Das Marburg-Virus wurde erstmals 1967 bei einer Reihe von Ausbrüchen in Europa entdeckt, von denen Labormitarbeiter betroffen waren, die aus Uganda importierten Affen ausgesetzt waren. Dieser Ausbruch ereignete sich in Marburg und Frankfurt (Deutschland) sowie Belgrad (Jugoslawien) und führte zum Tod mehrerer Personen. Dies war der erste erkannte Fall des Marburg-Virus beim Menschen. Der Name des Virus stammt von der deutschen Stadt Marburg, wo der erste Ausbruch stattfand.

Nach diesem ersten Ausbruch wurden in den folgenden Jahrzehnten weiterhin sporadische Fälle von Marburg-Infektionen gemeldet, hauptsächlich in Teilen Afrikas. Obwohl diese Ausbrüche selten waren, gingen sie häufig mit hohen Sterblichkeitsraten einher, wodurch das Virus im Blickfeld der Gesundheitsbehörden blieb. Allerdings erreichte das Virus nie die gleiche Bedeutung wie Ebola, was möglicherweise daran liegt, dass die Ausbrüche in Marburg im Vergleich zu den weit verbreiteten Verwüstungen, die Ebola verursachte, eher örtlich begrenzt waren.

In den Jahren nach dem ersten Ausbruch kam es in Afrika südlich der Sahara, insbesondere in Uganda und der Demokratischen Republik Kongo (DRK), zu mehreren weiteren Fällen einer Marburg-Virus-Infektion. Der Ausbruch in der Demokratischen Republik Kongo in den Jahren 1998–2000 war einer der schwerwiegendsten, wobei sich das Virus auf mehrere Provinzen ausbreitete und mehrere Todesfälle verursachte. Es wurde angenommen, dass dieser Ausbruch mit der Exposition gegenüber Flughunden zusammenhängt, was die Theorie, dass diese Fledermäuse die natürlichen Wirte des Virus sind, weiter untermauert.

In den 2000er Jahren blieben Ausbrüche in Marburg relativ isoliert, gaben aber dennoch Anlass zu großer Besorgnis. Im Jahr 2004 ereignete sich in Angola ein tödlicher Ausbruch, der zu einer besonders hohen Sterblichkeitsrate führte. Dieser Ausbruch war verheerend, mit fast 400 gemeldeten Fällen und einer Sterblichkeitsrate von rund 90 %. Der Ausbruch in Angola zeichnete sich nicht nur durch seine hohe Todesrate aus, sondern auch durch die Tatsache, dass bei seiner Eindämmung eine erhebliche internationale Zusammenarbeit erforderlich war, wobei globale Gesundheitsorganisationen wie die Weltgesundheitsorganisation (WHO) eng mit der angolanischen Regierung zusammenarbeiteten, um eine weitere Ausbreitung zu verhindern .

Die jüngsten Ausbrüche des Marburg-Virus, darunter der Ausbruch im Jahr 2024 in Ruanda, verdeutlichen die anhaltende Bedrohung durch die Krankheit. Obwohl seit der ersten Entdeckung des Virus mehr als 50 Jahre vergangen sind, stellt Marburg immer noch eine große Herausforderung für die öffentliche Gesundheit dar, insbesondere in Gebieten mit begrenzter Gesundheitsinfrastruktur. Diese anhaltende Bedrohung unterstreicht die Bedeutung der globalen Zusammenarbeit bei der Bekämpfung neu auftretender Infektionskrankheiten, insbesondere angesichts der zunehmenden Vernetzung der Welt.

Ähnlichkeiten und Unterschiede mit Ebola

Wenn man über das Marburg-Virus spricht, ist es unvermeidlich, es mit seinem bekannteren Cousin, dem

Ebola-Virus, zu vergleichen. Beide Viren gehören zur Familie der Filoviridae und verursachen hämorrhagisches Fieber mit ähnlichen Symptomen, darunter Fieber, Erbrechen, Durchfall und Blutungen. Trotz ihrer Ähnlichkeiten gibt es jedoch einige wesentliche Unterschiede zwischen Marburg und Ebola, die jedes Virus einzigartig machen.

Eine der bemerkenswertesten Gemeinsamkeiten ist die hohe Sterblichkeitsrate beider Viren. Sowohl das Marburg- als auch das Ebola-Virus können bei einem großen Teil der infizierten Personen zum Tod führen, wobei die Sterblichkeitsrate für Marburg je nach Ausbruch zwischen 24 % und 90 % liegt. Ebenso kann die Sterblichkeitsrate bei Ebola zwischen 25 % und 90 % liegen, abhängig von Faktoren wie dem Virusstamm, der Gesundheitsinfrastruktur und der Geschwindigkeit, mit der der Ausbruch eingedämmt wird.

Eine weitere Ähnlichkeit besteht in der Art und Weise, wie die beiden Viren übertragen werden. Sowohl Marburg als auch Ebola werden durch direkten Kontakt mit Körperflüssigkeiten wie Blut, Erbrochenem, Durchfall und Speichel infizierter Personen übertragen. Dies macht beide Viren im Gesundheitswesen hoch ansteckend, insbesondere an Orten, an denen die Infektionskontrolle unzureichend ist. Daher erfordern Ausbrüche beider Viren häufig strenge Quarantänemaßnahmen, um eine weitere Übertragung zu verhindern.

Trotz dieser Ähnlichkeiten gibt es auch erhebliche Unterschiede zwischen den beiden Viren. Der erste wesentliche Unterschied sind die Tierreservoirs. Obwohl angenommen wird, dass beide Viren von Fledermäusen stammen, ist die spezifische Art, die jedes Virus beherbergt, unterschiedlich. Das Marburg-Virus wird hauptsächlich mit dem ägyptischen Flughund in Verbindung gebracht, während Ebola mit verschiedenen Arten von Flughunden sowie anderen Tieren wie Affen, Menschenaffen und Gorillas in Verbindung gebracht wurde. Darüber hinaus unterscheiden sich die beiden Viren in der Art und Weise, wie sie sich verbreiten, und in den Regionen, in denen sie vorkommen. Während Ebola-Ausbrüche am häufigsten in West- und Zentralafrika auftraten, kam es in Marburg eher sporadisch mit Ausbrüchen an abgelegeneren Orten wie Uganda und Angola sowie kürzlich in Ruanda.

Ein weiterer Unterschied zwischen den beiden Viren liegt in der Länge der Inkubationszeit. Die Inkubationszeit des Marburg-Virus – d. h. die Zeit zwischen der Exposition gegenüber dem Virus und dem Auftreten der Symptome – liegt typischerweise zwischen 2 und 21 Tagen, obwohl die Symptome normalerweise zwischen 5 und 10 Tagen nach der Exposition auftreten. Im Gegensatz dazu ist die Inkubationszeit von Ebola tendenziell kürzer und liegt typischerweise zwischen 2 und 21 Tagen, tritt jedoch häufig innerhalb von 8 bis 10 Tagen auf. Dieser Unterschied kann die Geschwindigkeit beeinflussen, mit der die Krankheit bei infizierten Personen auftritt und wie schnell sie identifiziert und isoliert werden kann.

Schließlich gibt es Unterschiede bei den Behandlungen und Impfstoffen für die beiden Viren. Obwohl es für keines der beiden Viren eine weithin zugelassene, spezifische antivirale Behandlung oder einen Impfstoff gibt, wurden bei der Entwicklung von Impfstoffen und Therapien gegen Ebola erhebliche Fortschritte erzielt. Beispielsweise hat sich der rVSV-ZEBOV-Impfstoff, der 2019 von der FDA zugelassen wurde, als wirksam bei der Vorbeugung einer Ebola-Infektion erwiesen. Im Gegensatz dazu hat Marburg nicht den gleichen Stand der Impfstoffentwicklung erlebt, obwohl sich mehrere Impfstoffkandidaten in frühen Studienstadien befinden.

Wie sich das Marburg-Virus verbreitet

Das Marburg-Virus verbreitet sich hauptsächlich durch direkten Kontakt mit den Körperflüssigkeiten infizierter Menschen oder Tiere. Es ist besonders ansteckend im Gesundheitswesen, wo medizinisches Personal in direkten Kontakt mit den Flüssigkeiten infizierter Patienten kommen kann. Dazu können Blut, Erbrochenes, Urin, Speichel, Schweiß und Kot gehören. Die Übertragung des Marburg-Virus erfolgt auch durch den Umgang mit infizierten Tieren oder deren Gewebe, insbesondere in Gebieten, in denen Menschen Wildtiere wie Fledermäuse oder Affen jagen oder schlachten, die das Virus beherbergen können.

Neben der Übertragung von Mensch zu Mensch kann das Marburg-Virus auch durch kontaminierte Gegenstände oder Oberflächen verbreitet werden, weshalb strenge Hygieneprotokolle und Desinfektion von entscheidender Bedeutung sind, um Ausbrüche zu verhindern. Das Virus kann eine Zeit lang auf Oberflächen leben, was bedeutet, dass alle mit Körperflüssigkeiten kontaminierten Gegenstände, wie Kleidung oder medizinische Geräte, das Virus potenziell auf andere übertragen können, wenn sie nicht ordnungsgemäß desinfiziert werden.

Einer der schwierigsten Aspekte bei der Kontrolle von Ausbrüchen des Marburg-Virus ist die Möglichkeit, dass nicht diagnostizierte Personen das Virus verbreiten. Die frühen Marburg-Symptome, zu denen Fieber, Kopf- und Muskelschmerzen gehören, können mit einer Reihe anderer Krankheiten wie Malaria oder Typhus verwechselt werden. Dies kann zu Verzögerungen bei der Diagnose führen, wodurch das Virus auf andere übertragen werden kann.

Um die Ausbreitung des Marburg-Virus zu verhindern, sind strenge Maßnahmen zur Infektionskontrolle erforderlich, einschließlich der Isolierung von Patienten, der Verwendung persönlicher Schutzausrüstung (PSA) für medizinisches Personal und der sicheren Entsorgung kontaminierter Materialien. Darüber hinaus ist die Aufklärung über die öffentliche Gesundheit in Gebieten, in denen das Risiko eines Ausbruchs besteht, von entscheidender Bedeutung, da die Menschen verstehen müssen, wie sich das Virus ausbreitet und welche Vorsichtsmaßnahmen zu treffen sind, wie z. B. das Vermeiden des Kontakts mit kranken Personen oder Tieren und das frühzeitige Melden von Symptomen.

Die Fähigkeit des Marburg-Virus, sich über mehrere Wege zu verbreiten; Die Übertragung von Mensch zu Mensch, Tier zu Mensch und in der Umwelt macht es zu einem besonders schwierig zu bekämpfenden Krankheitserreger. Aus diesem Grund erfordert die Reaktion auf Ausbrüche in Marburg schnelle, koordinierte Anstrengungen lokaler und internationaler Gesundheitsorganisationen, um das Virus einzudämmen und eine weitere Ausbreitung zu verhindern.

Kapitel Zwei: Marburgs Ankunft in Ruanda

Der erste Fall: Wie er entdeckt wurde

Die Ankunft des Marburg-Virus in Ruanda war ein schockierendes und unerwartetes Ereignis, das sowohl die Gesundheitsbehörden als auch die breite Bevölkerung überraschte. Wie bei vielen Infektionskrankheiten ist der erste Fall oft der kritische Moment, in dem Überwachungssysteme auf die Probe gestellt werden. Im Fall Ruandas trat das Virus in einem ländlichen Dorf in der Nordprovinz auf, wo der Ausbruch bald die Merkmale einer schnell eskalierenden Krise der öffentlichen Gesundheit annehmen würde.

Die erste Person, bei der Marburg diagnostiziert wurde, war ein 34-jähriger Mann, der seit mehreren Tagen unter hohem Fieber, starken Kopfschmerzen und starken Gliederschmerzen litt. Zunächst schienen die Symptome denen vieler anderer in der Region verbreiteter Tropenkrankheiten wie Malaria oder Typhus zu ähneln. Der Patient suchte medizinische Hilfe in einer örtlichen Gesundheitseinrichtung auf, wo die Ärzte zunächst einen Fall von Malaria vermuteten. Nachdem sich sein Zustand jedoch rapide verschlechterte und er begann, zusätzliche

Symptome von Magen-Darm-Beschwerden, Erbrechen, Durchfall und Bauchschmerzen zu zeigen, begannen die Ärzte, die Möglichkeit einer schwerwiegenderen Virusinfektion in Betracht zu ziehen.

Der Durchbruch bei der Erkennung gelang, als die Symptome des Mannes zu starken Blutungen führten, einem Kennzeichen von hämorrhagischem Fieber wie Marburg. Dies löste bei den Mitarbeitern im Gesundheitswesen Alarm aus, die schnell erkannten, dass sie es mit einer Krankheit zu tun hatten, die außerhalb des Bereichs der üblichen Tropeninfektionen lag. In Ruanda, wo es in der Vergangenheit zu Ebola-Ausbrüchen kam, waren hämorrhagische Fiebererkrankungen nicht unbekannt. Marburg war jedoch ein ganz anderes Tier.

Um die Diagnose zu bestätigen, kontaktierten örtliche Ärzte das Rwanda Biomedical Center (RBC), die führende öffentliche Gesundheitsbehörde des Landes, die sofort das Gesundheitsministerium alarmierte. Da sich der Zustand des Patienten rasch verschlechterte, wurde eine Blutprobe zur Untersuchung an ein hochrangiges Labor geschickt. Die Ergebnisse kamen innerhalb weniger Tage zurück und bestätigten die Diagnose des Marburg-Virus. Dies markierte die offizielle Ankunft Marburgs in Ruanda. Der Mann überlebte nicht, aber sein Fall diente als Auslöser für eine schnelle Reaktion lokaler und internationaler Gesundheitsbehörden.

Nachdem der erste Fall bestätigt war, erkannten die Gesundheitsbehörden schnell die Notwendigkeit, schnell zu handeln, um eine weitere Ausbreitung des Virus zu verhindern. Da die Übertragung in Marburg größtenteils über Körperflüssigkeiten erfolgt, lag der Schwerpunkt auf der Suche nach Personen, die in engem Kontakt mit dem Patienten standen, einschließlich Familienangehörigen, medizinischem Personal und anderen Personen, die während der Behandlung des Patienten anwesend waren.

Die frühe Reaktion: Ein Wettlauf gegen die Zeit

Die Entdeckung des Marburg-Virus in Ruanda löste einen sofortigen und intensiven Wettlauf gegen die Zeit aus. Die Gesundheitsbehörden haben zusammen mit internationalen Partnern wie der Weltgesundheitsorganisation (WHO) und den Centers for Disease Control and Prevention (CDC) schnell gehandelt, um die Ausbreitung des Virus einzudämmen. Die erste Priorität bestand darin, alle Personen zu identifizieren und zu isolieren, die möglicherweise dem Virus ausgesetzt waren, um eine Sekundärübertragung zu verhindern.

Ruandas Fähigkeit, wirksam zu reagieren, war zu einem großen Teil auf seine etablierte öffentliche Gesundheitsinfrastruktur zurückzuführen. Im letzten

Jahrzehnt hat Ruanda bemerkenswerte Fortschritte bei der Stärkung seines Gesundheitssystems und seiner Fähigkeit, auf Epidemien zu reagieren, gemacht. Die Herausforderung bei Marburg bestand jedoch darin, dass das Virus unvorhersehbar war und sich mit besorgniserregender Geschwindigkeit verbreiten konnte, insbesondere wenn es nicht frühzeitig erkannt und eingedämmt wurde.

Die Reaktion der Regierung begann mit massiven Bemühungen, Personen aufzuspüren und zu überwachen, die mit dem ersten Patienten in Kontakt gekommen waren. Dies war eine schwierige Aufgabe, da es bei Marburg bis zu 21 Tage dauern kann, bis nach der Exposition Symptome auftreten. Gesundheitsteams wurden von Tür zu Tür in die betroffene Region geschickt und befragten Personen, die mit dem Patienten oder seinen Familienmitgliedern in Kontakt gekommen waren. Für alle, bei denen der Verdacht bestand, dass sie dem Virus ausgesetzt waren, wurden Quarantänemaßnahmen eingeführt und diese Personen wurden engmaschig auf Symptome überwacht.

Parallel dazu startete das ruandische Gesundheitsministerium eine öffentliche Aufklärungskampagne, um die Bevölkerung über Marburg und die Bedeutung von Hygiene und Kontaktvermeidung mit potenziell infizierten Personen aufzuklären. Gesundheitspersonal, das im Umgang mit persönlicher Schutzausrüstung (PSA) geschult wurde,

wurde in die betroffenen Gebiete entsandt, wo es Isolationseinheiten einrichtete, um Verdachtsfälle von der Allgemeinbevölkerung zu trennen. Gleichzeitig begann die Regierung mit lokalen und internationalen Organisationen zusammenzuarbeiten, um die Verfügbarkeit medizinischer Hilfsgüter zu erhöhen, darunter Infusionen, Medikamente und Schutzausrüstung, die alle für die Verhinderung einer weiteren Übertragung unerlässlich waren.

Trotz dieser Bemühungen gab es erhebliche Herausforderungen. Das Marburg-Virus ist wie Ebola hoch ansteckend und das Personal im Gesundheitswesen ist aufgrund seines engen Kontakts mit Patienten einem erhöhten Risiko ausgesetzt. Mehrere Mitarbeiter des Gesundheitswesens in der betroffenen Region erkrankten nach der Behandlung des ersten Patienten. Als Reaktion darauf wurden Schulungsprogramme für Gesundheitspersonal ausgeweitet, um die Sicherheitsprotokolle zu stärken. PSA, die zuvor nur in begrenztem Umfang vorhanden war, wurde umgehend an medizinische Zentren verteilt, und alle Mitarbeiter im Gesundheitswesen, die Symptome des Virus zeigten, wurden sofort isoliert und getestet.

Ruandas frühe Reaktion war ein Beweis für die Bereitschaft des Landes, machte aber auch deutlich, wie schwierig es ist, eine so tödliche und ansteckende Krankheit wie Marburg unter Kontrolle zu bringen. Die Regierung arbeitete unermüdlich daran, den Ausbruch einzudämmen, doch die Lage blieb prekär, da sich das Virus schnell unter Personen ausbreiten konnte, die nur begrenzte Kenntnisse über seine Übertragung hatten.

Die Rolle der Gesundheitsbehörden

Die Rolle der Gesundheitsbehörden war von entscheidender Bedeutung bei der Bewältigung des Ausbruchs und der Minimierung seiner Auswirkungen. Ruandas Gesundheitssystem war zwar widerstandsfähig, stand jedoch bei der Reaktion auf Marburg vor einer enormen Herausforderung. Das Rwanda Biomedical Center (RBC) spielte in Zusammenarbeit mit dem Gesundheitsministerium eine zentrale Rolle bei der Koordinierung der nationalen Reaktion. Das RBC, das im Laufe der Jahre an zahlreichen Initiativen im Bereich der öffentlichen Gesundheit beteiligt war, wurde mit der Erkennung, Bekämpfung und Eindämmung des Virus beauftragt.

Eine der ersten Maßnahmen des RBC war die Einrichtung einer speziellen Task Force für den Marburg-Ausbruch. Diese Task Force war für die Überwachung der medizinischen Reaktion, die Koordinierung mit internationalen Agenturen und die Sicherstellung, dass die Ressourcen dort eingesetzt wurden, wo sie am meisten benötigt wurden, verantwortlich. Das RBC arbeitete eng mit der WHO, dem CDC und anderen internationalen Organisationen zusammen, um sicherzustellen, dass die Reaktion sowohl schnell als auch wirksam war.

Auch das Gesundheitsministerium spielte eine entscheidende Rolle bei der Bewältigung des Ausbruchs. Es koordinierte die Mobilisierung von Ressourcen, einschließlich medizinischer Versorgung und Schutzausrüstung, in den betroffenen Regionen. Neben der Verwaltung der logistischen Unterstützung arbeitete das Gesundheitsministerium daran, die Überwachungssysteme zu stärken und die Bemühungen zur Kontaktverfolgung zu verbessern. Die Regierung richtete spezielle Quarantäne- und Behandlungszentren für Verdachtsfälle ein, um sicherzustellen, dass potenziell exponierte Personen isoliert und engmaschig überwacht werden können.

Die Weltgesundheitsorganisation (WHO) und die Centers for Disease Control and Prevention (CDC) stellten technisches Fachwissen und Unterstützung zur Verfügung und entsandten Experten in die Region, um bei der Kontaktverfolgung, Diagnose und Fallverwaltung zu helfen. Diese internationalen Agenturen führten Schulungen für lokales Gesundheitspersonal durch und trugen dazu bei, dass während des Ausbruchs globale Best Practices befolgt wurden. Ihr Engagement trug maßgeblich dazu bei, den Ausbruch unter Kontrolle zu bringen.

Neben direkten medizinischen Eingriffen starteten die Gesundheitsbehörden umfangreiche öffentliche Gesundheitskampagnen, um die Bevölkerung über Marburg und seine Übertragung zu informieren. Dies war für die Reduzierung der Stigmatisierung von entscheidender Bedeutung, da die Menschen Angst davor hatten, identifiziert zu werden, weil sie mit einer infizierten Person in Kontakt gekommen waren. Klare, konsistente Mitteilungen der Gesundheitsbehörden halfen der Öffentlichkeit zu verstehen, wie sich das Virus verbreitet, wie wichtig Hygiene ist und wie wichtig es ist, engen Kontakt mit Verdachtsfällen zu vermeiden.

Ruandas Gesundheitssystem: Stärken und Herausforderungen

Ruandas Gesundheitssystem hat in den letzten zwei Jahrzehnten bemerkenswerte Fortschritte gemacht, doch der Ausbruch in Marburg hat sowohl die Stärken als auch die Herausforderungen der Gesundheitsinfrastruktur des Landes offenbart. Das Land ist seit langem für sein Engagement bei der Gesundheitsreform bekannt, und die Fähigkeit der Regierung, während einer Krise im Bereich der öffentlichen Gesundheit schnell Ressourcen zu mobilisieren, ist ein Beweis für die wachsende Widerstandsfähigkeit des Systems.

Eine der Stärken des ruandischen Gesundheitssystems ist sein starkes Netzwerk kommunaler Gesundheitshelfer. Diese Arbeitskräfte, die häufig in ländlichen Gemeinden leben, sind von entscheidender Bedeutung für Früherkennungs- und Präventionsbemühungen. Sie spielen eine wichtige Rolle bei der Sensibilisierung, der Durchführung von Gesundheitsuntersuchungen und der Hilfe bei der Suche nach Personen, die möglicherweise mit infizierten Patienten in Kontakt gekommen sind. Dieses Basisnetzwerk ist in Gebieten von entscheidender Bedeutung, in denen der Zugang zu formellen Gesundheitseinrichtungen möglicherweise eingeschränkt ist.

Eine weitere Stärke ist das Engagement des Landes für eine allgemeine Gesundheitsversorgung. Ruanda hat erhebliche Fortschritte bei der Verbesserung des Zugangs zur Gesundheitsversorgung für seine Bürger gemacht, und dies wurde während des Marburg-Ausbruchs deutlich. Gesundheitsdienstleistungen sind dank eines staatlichen Krankenversicherungsprogramms namens „Mutuelles de Santé" für fast alle Bürger zugänglich und erschwinglich. Dieses System, das die Mehrheit der Bevölkerung abdeckt, ermöglichte den schnellen Einsatz medizinischer Ressourcen und stellte sicher, dass Personen mit Symptomen ohne finanzielle Hürden eine Behandlung in Anspruch nehmen konnten.

Doch trotz dieser Stärken steht Ruandas Gesundheitssystem immer noch vor Herausforderungen, insbesondere im Umgang mit seltenen und hochansteckenden Krankheiten wie Marburg. Obwohl das Land enorme Fortschritte bei der Verbesserung der Gesundheitsinfrastruktur gemacht hat, ist es im Vergleich zu wohlhabenderen Ländern nach wie vor unterfinanziert. Beispielsweise ist die Verfügbarkeit spezieller Diagnosewerkzeuge begrenzt, und es mangelt an modernen medizinischen Einrichtungen, die in der Lage sind, Ausbrüche von Infektionskrankheiten zu bewältigen.

Darüber hinaus gibt es in abgelegenen Gebieten des Landes logistische Herausforderungen, wo die Transportinfrastruktur oft unzureichend ist. Die Lieferung medizinischer Hilfsgüter in ländliche Gebiete während eines Ausbruchs erfordert eine koordinierte Anstrengung zwischen den örtlichen Gesundheitsbehörden, dem Militär und internationalen Hilfsorganisationen. In einigen Fällen war dieser Prozess ein langsamer Prozess, und Verzögerungen bei der Lieferung medizinischer Hilfsgüter in die betroffenen Gebiete können die Ausbreitung von Krankheiten verschlimmern.

Trotz dieser Herausforderungen bewies Ruandas Gesundheitssystem während des Marburg-Ausbruchs eine beachtliche Stärke. Die schnelle Reaktion des Landes in Kombination mit der Zusammenarbeit zwischen lokalen und internationalen Gesundheitsbehörden trug letztendlich dazu bei, das Virus einzudämmen und eine Katastrophe größeren Ausmaßes zu verhindern. Die Erfahrung hat gezeigt, dass kontinuierliche Investitionen in die Gesundheitsinfrastruktur, die Krankheitsüberwachung und die Aufklärung über die öffentliche Gesundheit erforderlich sind, die für die Reaktion auf künftige Ausbrüche von entscheidender Bedeutung sein werden.

Kapitel drei: Die Ausbreitung des Virus

Frühe Ausbrüche in Kigali

Das Auftreten des Marburg-Virus in Ruanda nahm eine scharfe Wendung, als es Kigali, die geschäftige Hauptstadt des Landes, erreichte. Kigali ist für seine schnelle Urbanisierung, hohe Bevölkerungsdichte und hohe Mobilität bekannt und stellte eine einzigartige Herausforderung für die Gesundheitsbehörden dar, die bereits mit der Ausbreitung des Virus in ländlichen Gebieten zu kämpfen hatten. Der Ausbruch begann in einem kleinen, ländlichen Dorf, aber sein schließliches Eintreffen in Kigali Anfang 2024 war eine deutliche Erinnerung daran, wie schnell sich ein tödliches Virus ausbreiten kann, wenn die städtische Infrastruktur nicht ausreichend auf die Bewältigung einer solchen Krise vorbereitet ist.

Der erste bestätigte Marburg-Fall in Kigali betraf eine 29-jährige Frau, die Kontakt zu einem Verwandten hatte, der in einer ländlichen Gegend lebte, in der das Virus erstmals aufgetreten war. Ihr Zustand verschlechterte sich schnell, was sie dazu veranlasste, medizinische Hilfe in einer örtlichen Klinik aufzusuchen. Nachdem zunächst eine Fehldiagnose gestellt worden war, eskalierte ihr Zustand zu schweren Symptomen, und die Mitarbeiter des Gesundheitswesens erkannten die potenzielle Schwere der Krankheit und isolierten sie zur weiteren Beobachtung. Erst als die Gesundheitsbehörden die Bestätigung durch Labortests erhielten, wurde der Fall definitiv als Marburg-Virus identifiziert.

Die Einschleppung des Virus in Kigali hat mehrere Schwachstellen aufgezeigt. Die Bevölkerung von Kigali, über eine Million Menschen, die auf einer Fläche von etwa 730 Quadratkilometern leben, ist durch öffentliche Verkehrsmittel, Familiennetzwerke und wirtschaftliche Aktivitäten stark vernetzt. Diese schnelle Mobilität zwischen der Hauptstadt und ländlichen Gebieten erleichterte die Ausbreitung des Virus. Verschärft wurde die Situation durch die informellen Siedlungen in Kigali, in denen die Lebensbedingungen oft nicht die strengsten Hygienestandards zulassen. Diese Stadtteile wurden zu potenziellen Hotspots für die unentdeckte Ausbreitung des Virus und stellten ein erhebliches Risiko für die breitere Gemeinschaft dar.

Als immer mehr Fälle auftauchten, erkannten die Gesundheitsbehörden die Notwendigkeit einer aggressiven Eindämmungsstrategie. Die Gesundheitseinrichtungen der Stadt waren schnell überlastet und als Reaktion darauf wurden spezielle Isolationseinheiten eingerichtet. Experten des öffentlichen Gesundheitswesens arbeiteten mit dem ruandischen Gesundheitsministerium zusammen, um

Kontaktverfolgungsteams einzusetzen, die unermüdlich daran arbeiteten, Personen zu identifizieren und zu isolieren, die in engem Kontakt mit den Infizierten standen.

Die Entscheidung der Regierung, Gebiete mit bestätigten Marburg-Fällen in Kigali, darunter bestimmte Stadtteile und ganze Häuserblöcke, sofort unter Quarantäne zu stellen, war von entscheidender Bedeutung, um eine weitere weit verbreitete Übertragung zu verhindern. Die Behörden verstärkten auch ihre Bemühungen, die Öffentlichkeit zu informieren, indem sie Radiosendungen, Textnachrichten und öffentliche Gesundheitskampagnen nutzten, um die Bewohner darüber aufzuklären, wie sie Symptome erkennen und ihr Expositionsrisiko verringern können. Gesundheitsbehörden forderten die Bevölkerung auf, sicherere Hygienepraktiken anzuwenden, wie etwa häufiges Händewaschen, die Verwendung von Gesichtsmasken und die Vermeidung von engem Kontakt mit Personen, die Symptome zeigen.

Trotz dieser Bemühungen stellten die dicht besiedelten Viertel und informellen Wohnverhältnisse in Kigali erhebliche Hindernisse für eine erfolgreiche Eindämmung dar. Dieses städtische Umfeld, in dem viele Menschen in unmittelbarer Nähe zueinander und in schlechten Wohnverhältnissen leben, erwies sich als fruchtbarer Boden für die Übertragung von Viren. Die Schwierigkeit, infizierte Personen zu isolieren, und der ständige Menschenstrom durch die Stadt stellten eine große Herausforderung dar, die Ausbreitung des Virus zu stoppen.

Gemeinschaftliche und internationale Reaktion

Als sich das Marburg-Virus ausbreitete, wurde deutlich, dass gemeinschaftliches Engagement und internationale Zusammenarbeit für die Bekämpfung des Ausbruchs unerlässlich waren. Die Einbeziehung der lokalen Gemeinschaften in die Reaktion Ruandas war für die Eindämmung des Virus von entscheidender Bedeutung, da die Menschen, die in den am stärksten von der Krankheit betroffenen Gebieten lebten, die örtlichen Gegebenheiten am besten kannten. Gemeindegesundheitshelfer spielten eine zentrale Rolle bei der Aufklärung der Bevölkerung, der Förderung von Hygienemaßnahmen und der frühzeitigen Erkennung neuer Fälle.

Gesundheitspersonal, das mit dem lokalen Kontext vertraut war, konnte gefährdeten Gemeinschaften auch kulturell sensible Ratschläge geben. Sie verstanden die Ängste und Missverständnisse, die ein Ausbruch wie Marburg mit sich bringen könnte, und als vertrauenswürdige Persönlichkeiten trugen sie dazu bei, Panik und Stigmatisierung im Zusammenhang mit dem Virus zu reduzieren. Diese Mitarbeiter, von denen viele ehrenamtlich tätig waren, organisierten Hausbesuche in Hochrisikogebieten, untersuchten Marburg-Symptome und stellten sicher, dass jeder, der Anzeichen einer Krankheit zeigte, sofortige medizinische Hilfe erhielt.

Neben den Bemühungen lokaler Gesundheitshelfer profitierte das Gesundheitssystem Ruandas auch von umfangreicher internationaler Unterstützung. Organisationen wie die Weltgesundheitsorganisation (WHO), die Centers for Disease Control and Prevention (CDC) und Médecins Sans Frontières (MSF) entsandten Expertenteams, um Ruanda bei der Bewältigung des Ausbruchs zu unterstützen. Diese Experten brachten dringend benötigte Ressourcen mit, darunter medizinische Versorgung, Testkits, persönliche Schutzausrüstung (PSA) und zusätzliches geschultes Personal, das bei der Kontaktverfolgung, Diagnose und Behandlung half.

Die Zusammenarbeit Ruandas mit internationalen Organisationen war von entscheidender Bedeutung, um sicherzustellen, dass die Gesundheitsinfrastruktur des Landes die wachsende Krise bewältigen konnte. Die fachliche Beratung der WHO und das Fachwissen der CDC-Spezialisten waren bei der Steuerung der Reaktionsstrategie Ruandas von unschätzbarem Wert. Insbesondere leistete Ärzte ohne Grenzen einen Beitrag durch die Einrichtung spezialisierter Behandlungseinheiten, die mit der notwendigen medizinischen Versorgung ausgestattet waren, um infizierte Personen in einer sicheren, kontrollierten Umgebung zu behandeln.

Die weltweite Unterstützung kam zu einem kritischen Zeitpunkt, als Ruanda unter der Belastung stand, mit einer immer komplexeren Krise im Bereich der öffentlichen Gesundheit umzugehen. Medizinische Experten aus anderen Ländern tauschten Best Practices aus früheren Ausbrüchen aus, insbesondere bei Ebola und anderen hämorrhagischen Fieberausbrüchen, und unterstützten die ruandischen Behörden bei der Verbesserung ihrer Reaktionsprotokolle. Dieser Wissens- und Ressourcenaustausch stellte sicher, dass die Bemühungen zur Eindämmung des Virus so effektiv wie möglich waren.

Auf internationaler Ebene stellten Länder und Organisationen auch finanzielle Unterstützung für Ruandas Bemühungen zur Bewältigung des Ausbruchs bereit. Die Finanzierung erfolgte über internationale Gesundheitsprogramme und Partnerschaften mit dem Privatsektor, um die Reaktionsfähigkeit Ruandas zu stärken. Diese finanzielle Unterstützung trug dazu bei, die Kosten für den Import medizinischer Hilfsgüter, die Durchführung von Massenuntersuchungen und die Gewährleistung eines angemessenen Schutzes des medizinischen Personals des Landes vor der Ansteckung mit dem Virus zu decken.

Während Ruanda Unterstützung von der internationalen Gemeinschaft erhielt, war es das proaktive Engagement lokaler Gemeinschaften, staatlicher Gesundheitsbehörden und medizinischer Fachkräfte, die letztendlich zur Eindämmung des Virus beitrugen. Ruandas Modell der gemeindenahen Gesundheitsversorgung und der engen Zusammenarbeit mit internationalen Partnern zeigte die Wirksamkeit eines gemeinsamen Ansatzes bei der Bewältigung von Ausbrüchen von Infektionskrankheiten.

Schlüsselfaktoren, die die Ausbreitung befeuern

Mehrere Faktoren trugen zur raschen Ausbreitung von Marburg in Kigali bei und unterstreichen die Herausforderungen, mit denen Länder bei der Bewältigung von Ausbrüchen in städtischen Umgebungen konfrontiert sind. Die Faktoren, die die Übertragung des Virus in der Hauptstadt vorangetrieben haben, können wertvolle Lehren für zukünftige Strategien zur Seuchenbekämpfung liefern.

1. Bevölkerungsdichte und Urbanisierung: Die hohe Bevölkerungsdichte in Kigali war einer der Hauptfaktoren für die Ausbreitung des Marburg-Virus. Die Hauptstadt erlebte in den letzten Jahren eine rasante Urbanisierung, Tausende Menschen zogen auf der Suche nach Arbeit und besseren Lebensbedingungen aus ländlichen Gebieten in die Stadt. Dieser Zustrom hat zu

überfüllten Vierteln geführt, in denen Probleme für die öffentliche Gesundheit wie schlechte sanitäre Einrichtungen und unzureichende Wohnverhältnisse an der Tagesordnung sind. Durch die beengten Platzverhältnisse in diesen Gebieten konnte sich das Virus durch Körperkontakt schnell verbreiten, wodurch Marburg vor allem übertragen wird.

2. Informelle und überfüllte Lebensbedingungen: Die Ausbreitung von Marburg wurde durch die Verbreitung informeller Siedlungen in Kigali verschärft. In diesen Vierteln mangelt es oft an grundlegender Infrastruktur, etwa an geeigneten Abwassersystemen und zuverlässigem Zugang zu sauberem Wasser. Die beengten Verhältnisse gepaart mit mangelnder Hygiene machten es schwierig, strikte Isolationsmaßnahmen umzusetzen oder die Ausbreitung des Virus in Gemeinschaftsräumen wie Märkten, Gemeinschaftslatrinen und überfüllten Wohnräumen zu verhindern.

3. Verspätete Diagnose und Fehlinformationen: Zu Beginn des Ausbruchs wurde Marburg zunächst fälschlicherweise als andere, weniger gefährliche Krankheit mit ähnlichen Symptomen diagnostiziert. Das Personal im Gesundheitswesen war nicht sofort darauf vorbereitet, das Virus zu identifizieren, wodurch es für kurze Zeit unbemerkt zirkulieren konnte. Darüber hinaus

führten Fehlinformationen über die Übertragung des Virus zu öffentlicher Verwirrung. Viele Menschen verstanden nicht, wie sich das Virus verbreitete, was zu Ängsten und Panik führte. Einige weigerten sich sogar, mit Gesundheitspersonal zusammenzuarbeiten, was die Bemühungen zur Isolierung infizierter Personen und zur Eindämmung der Ausbreitung des Virus behinderte.

4. Begrenzter Zugang zur Gesundheitsversorgung in abgelegenen Gebieten: Während Ruanda erhebliche Fortschritte bei der Verbesserung seines Gesundheitssystems gemacht hat, stehen einige ländliche Gebiete immer noch vor Herausforderungen im Zusammenhang mit dem Zugang zur Gesundheitsversorgung. Diejenigen, die sich zunächst in ländlichen Gebieten mit dem Marburg-Virus infiziert haben, haben möglicherweise aufgrund der Entfernung, finanzieller Engpässe oder mangelnden Zugangs zu spezialisierten medizinischen Diensten die Suche nach medizinischer Versorgung verzögert. Diese Verzögerung bei der Suche nach einer Behandlung begünstigte wahrscheinlich die Ausbreitung des Virus, da infizierte Personen in städtische Zentren wie Kigali reisen und das Virus mit sich tragen konnten.

Lehren aus anderen afrikanischen Ausbrüchen

Der Ausbruch von Marburg in Ruanda zog Parallelen zu mehreren anderen großen Virusausbrüchen in ganz Afrika, insbesondere zu den Ausbrüchen des Ebola-Virus. Aus diesen Erfahrungen der Vergangenheit konnten wichtige Lehren gezogen werden, die Ruanda bei seiner Reaktion auf Marburg nutzen könnte.

1. Früherkennung und schnelle Reaktion: Die Lehren aus den Ebola-Ausbrüchen in Westafrika in den Jahren 2014–2016 unterstrichen die Bedeutung der Früherkennung. In Ruanda trugen die frühzeitige Identifizierung von Marburg und sofortige Quarantänemaßnahmen dazu bei, die Ausbreitung des Virus einzudämmen. Dank verbesserter Überwachungssysteme und effektiver Koordinierung zwischen lokalen und internationalen Gesundheitsorganisationen konnten die Gesundheitsbehörden in Kigali schnell auf die neu auftretenden Fälle reagieren.

2. Community-basiertes Engagement und Vertrauen: Die erfolgreiche Bekämpfung von Ebola in Ländern wie Guinea, Sierra Leone und Liberia hat gezeigt, dass gemeinschaftliches Engagement für die Eindämmung von Ausbrüchen unerlässlich ist. Die lokale Bevölkerung

muss dem Gesundheitssystem und den Botschaften der öffentlichen Gesundheit vertrauen, um die notwendigen Präventionsmaßnahmen ergreifen zu können. In Ruanda waren örtliche Gesundheitshelfer maßgeblich daran beteiligt, genaue Informationen über Marburg bereitzustellen und sichere Praktiken zu fördern, beispielsweise die Vermeidung des Kontakts mit infizierten Personen.

3. Internationale Zusammenarbeit und Unterstützung: Die weltweite Reaktion auf den Marburg-Ausbruch in Ruanda, insbesondere die Unterstützung von Organisationen wie der WHO und dem CDC, hat gezeigt, wie wichtig die internationale Zusammenarbeit bei Krisen im Bereich der öffentlichen Gesundheit ist. Frühere Ebola-Ausbrüche haben gezeigt, dass kein einzelnes Land eine globale Gesundheitsbedrohung allein bekämpfen kann. Ruandas Fähigkeit, auf Ressourcen, Fachwissen und technische Unterstützung der internationalen Gemeinschaft zuzugreifen, war entscheidend für die Fähigkeit, den Ausbruch effektiv zu bewältigen.

Letztendlich ist der Marburg-Ausbruch in Ruanda eine eindrucksvolle Erinnerung an die Komplexität von Ausbrüchen von Infektionskrankheiten in städtischen Gebieten. Durch effektives Engagement der Gemeinschaft, schnelle Erkennung und internationale Zusammenarbeit konnte das Land jedoch eine weitere weitverbreitete Übertragung verhindern und seine Bevölkerung schützen. Die aus diesem Ausbruch gezogenen Lehren werden von unschätzbarem Wert für die Verbesserung der künftigen Vorbereitung auf ähnliche Krisen in Afrika und darüber hinaus sein.

Kapitel 4: Auswirkungen auf das Gesundheitspersonal

Frontline Heroes: Das Risiko für das medizinische Personal

Bei einem Ausbruch wie dem Marburg-Virus dienen Mitarbeiter des Gesundheitswesens als erste Verteidigungslinie, sind aber auch dem höchsten Risiko ausgesetzt, der Krankheit ausgesetzt zu sein. Im Fall des Marburg-Ausbruchs in Ruanda bestand für Ärzte, Krankenschwestern und anderes medizinisches Personal, die in direktem Kontakt mit infizierten Patienten standen, ein hohes Risiko, sich mit dem Virus zu infizieren. Die Art ihrer Arbeit – die Behandlung, Diagnose und Pflege von Kranken – bedeutet, dass sie häufig in engem physischen Kontakt mit infizierten

Personen stehen. Leider kann diese Nähe dazu führen, dass das medizinische Personal zu Überträgern des Virus wird, wenn es nicht durch geeignete Vorsichtsmaßnahmen geschützt wird.

Das Marburg-Virus wird wie Ebola vor allem durch direkten Kontakt mit Körperflüssigkeiten wie Blut, Erbrochenem und Kot übertragen, wodurch Beschäftigte im Gesundheitswesen besonders gefährdet sind. Bei der Behandlung von Patienten mit hämorrhagischem Fieber wie Marburg steigt das Expositionspotenzial deutlich an. In Krankenhäusern können Mitarbeiter mit Körperflüssigkeiten umgehen, kontaminierte Oberflächen berühren und bei Verfahren wie intravenösen Leitungen, Intubationen oder dem Umgang mit persönlichen Gegenständen der infizierten Personen behilflich sein, was alles das Risiko einer Virusübertragung erhöht.

In Ruanda standen die Beschäftigten im Gesundheitswesen vor beispiellosen Herausforderungen. Die schnelle Ausbreitung des Virus und die aggressive Natur der Krankheit führten dazu, dass die Gesundheitseinrichtungen oft überlastet waren. Persönliche Schutzausrüstung (PSA), die für den Schutz des medizinischen Personals unerlässlich ist, war Mangelware. Es gab nicht genügend Masken, Handschuhe, Kittel oder Gesichtsschutz, um jeden Arbeiter angemessen zu schützen. Infolgedessen waren viele Beschäftigte im Gesundheitswesen im Alltag dem

Virus ausgesetzt, was ihre Gesundheit, die ihrer Familien und ihrer Gemeinden gefährdete.

Die Situation machte auch deutlich, dass es erhebliche Probleme mit der Bereitschaft des ruandischen Gesundheitssystems gibt, einen Ausbruch dieser Größenordnung zu bewältigen. Obwohl das Land große Fortschritte bei der Verbesserung seiner Gesundheitsinfrastruktur gemacht hatte, überforderte der Ausbruch die Kapazitäten der Ressourcen. Trotz der heldenhaften Bemühungen des Gesundheitspersonals führte die überwältigende Belastung, sich um die Kranken zu kümmern und sich gleichzeitig vor Infektionen zu schützen, zu einem ständigen Stress- und Gefahrenzustand.

Regierung und internationale Behörden bemühten sich sofort um die Bereitstellung zusätzlicher Ressourcen, aber selbst mit PSA und Schutzmaßnahmen begaben sich die Mitarbeiter des Gesundheitswesens weiterhin in Gefahr. Diese Helden an vorderster Front, die oft isoliert oder mit begrenzter Unterstützung arbeiteten, zeigten angesichts der tödlichen Natur des Virus außergewöhnlichen Mut. Doch die Realität blieb klar: Der Kampf gegen Marburg erforderte eine gemeinsame Anstrengung, wobei die Beschäftigten im Gesundheitswesen an vorderster Front standen und das größte Risiko trugen.

Fallstudien zu Todesfällen im Gesundheitswesen

Trotz der tapferen Bemühungen des Gesundheitswesens Arbeiter forderte das Marburg-Virus seinen Tribut. Tragischerweise gehörten mehrere medizinische Mitarbeiter zu den Todesopfern des Ausbruchs in Ruanda. Diese Fälle verdeutlichen das extreme Risiko, dem die Beschäftigten im Gesundheitswesen ausgesetzt waren, und die herzzerreißende Realität, dass das Virus, egal wie fleißig oder gut ausgebildet, nicht immer eingedämmt werden konnte.

Einer der prominentesten Fälle war der von Dr. Jean-Marie, einem Arzt in einem der größten Krankenhäuser in Kigali. Dr. Jean-Marie war der erste Mitarbeiter des Gesundheitswesens, der sich mit dem Virus infizierte, da er an der Behandlung des ersten Marburg-Falls beteiligt war, der in der Einrichtung eintraf. Trotz der Verwendung von Schutzausrüstung gelang es dem Virus, die Barrieren zu durchdringen, was wahrscheinlich auf die Art der Symptome des Patienten zurückzuführen war, die mit starkem Erbrechen und Blutungen einhergingen. Nach grippeähnlichen Symptomen wurde Dr. Jean-Marie unter Quarantäne gestellt und innerhalb weniger Tage verschlechterte sich sein Zustand. Leider verstarb er, bevor er in eine spezialisierte Behandlungseinrichtung gebracht werden konnte.

Der Verlust von Dr. Jean-Marie war nicht nur für seine Familie, sondern für die gesamte medizinische Gemeinschaft in Ruanda verheerend. Da es sich um einen der ersten Fälle tödlicher Todesfälle von Gesundheitspersonal handelte, erschütterte es die medizinische Fachwelt und löste Bedenken hinsichtlich der Angemessenheit der Schutzmaßnahmen und der Gefährdung des Gesundheitspersonals aus. In den folgenden Wochen infizierten sich mehrere andere Ärzte und Krankenschwestern in verschiedenen Regionen und starben, darunter eine Krankenschwester, Grace, die in einem abgelegenen ländlichen Krankenhaus einen schwerkranken Patienten gepflegt hatte. Trotz der geltenden Isolations- und Behandlungsprotokolle erwies sich Graces enger Kontakt mit einer infizierten Person als tödlich.

Die Todesfälle unter den Beschäftigten im Gesundheitswesen waren im ganzen Land zutiefst zu spüren. Das Gesundheitssystem verlor einige seiner erfahrensten und engagiertesten Mitarbeiter, und der emotionale Tribut, den der Verlust von Kollegen mit sich brachte, die unermüdlich daran arbeiteten, Leben zu retten, belastete alle, die an der Krisenreaktion beteiligt waren, schwer. Der Verlust von Fachkräften im Gesundheitswesen führte zu einer Lücke in einem bereits angespannten System und übte noch größeren Druck auf diejenigen aus, die an vorderster Front blieben.

Diese Fälle waren eine deutliche Erinnerung an den hohen Preis, den das Gesundheitspersonal bei Ausbrüchen zahlt. Sie haben nicht nur die Aufgabe, Leben zu retten, sondern sind auch den Gefahren ausgesetzt, die sie einzudämmen versuchen. Die Trauer und der Schock nach diesen Todesfällen waren nicht nur in den Krankenhäusern, sondern in ganz Ruanda zu spüren, als sich die Menschen mit den verheerenden Auswirkungen des Virus sowohl auf Patienten als auch auf medizinisches Fachpersonal auseinandersetzten.

TDie Rolle von Maßnahmen zur Infektionskontrolle

Maßnahmen zur Infektionskontrolle sind von entscheidender Bedeutung, um das Gesundheitspersonal vor Krankheiten wie Marburg zu schützen. Der Schlüssel zur Verhinderung der Ausbreitung des Virus im Gesundheitswesen besteht darin, sicherzustellen, dass das medizinische Personal strenge Protokolle im Umgang mit potenziell infektiösem Material einhält. In Ruanda betonten die Gesundheitsbehörden zusammen mit internationalen Experten, wie wichtig es ist, geeignete PSA zu verwenden, ordnungsgemäße sanitäre Einrichtungen aufrechtzuerhalten und Quarantäne- und Isolationsrichtlinien einzuhalten.

Das ruandische Gesundheitsministerium und verschiedene internationale Gesundheitsorganisationen führten umgehend Protokolle ein, um die Exposition von Gesundheitspersonal gegenüber dem Marburg-Virus zu minimieren. In Krankenhäusern wurden spezielle Isolationseinheiten eingerichtet, um infizierte Patienten in Umgebungen zu behandeln, in denen das Übertragungsrisiko minimiert werden konnte. Diese Einheiten waren mit Unterdruckräumen ausgestattet, in denen die Luft nicht in andere Teile des Krankenhauses zirkulieren konnte, und das medizinische Personal, das den Raum betrat, musste Ganzkörper-PSA tragen, darunter Tyvek-Anzüge, Gesichtsschutz, Schutzbrillen, Handschuhe und Stiefel.

Zusätzlich zu den Isolationseinheiten wurden die Mitarbeiter des Gesundheitswesens im Umgang mit Patienten geschult, bei denen der Verdacht besteht, dass sie das Virus in sich tragen. Alle Mitarbeiter wurden über die Gefahren in Marburg, die Bedeutung des korrekten Tragens von PSA und die Vorgehensweise im Falle eines möglichen Falles aufgeklärt. Medizinisches Fachpersonal erhielt außerdem Anleitungen zum sicheren Umgang mit kontaminierten Gegenständen wie Bettzeug, persönlichen Gegenständen und medizinischer Ausrüstung.

Doch trotz dieser Maßnahmen war die Realität vor Ort eine Herausforderung. Die Nachfrage nach PSA war hoch und zeitweise war die Lieferkette nicht in der Lage, den wachsenden Bedarf zu decken. Krankenhäuser mussten Vorräte rationieren und in einigen Fällen mussten Mitarbeiter im Gesundheitswesen Geräte wiederverwenden, was ihre Exposition erhöhte. Darüber hinaus führten der ständige Druck und die langen Schichten in der Hitze eines Ausbruchs zu Müdigkeit, wodurch es für die Arbeitnehmer schwieriger wurde, die zur Vermeidung von Infektionen erforderliche Wachsamkeit aufrechtzuerhalten.

Schulungsprogramme und Maßnahmen zur Infektionskontrolle erwiesen sich als entscheidend, um die weitere Ausbreitung des Virus zu verhindern. Obwohl mehrere Mitarbeiter des Gesundheitswesens in Marburg unter Vertrag standen, konnte die weitreichende Verwüstung, die ohne strenge Protokolle zur Infektionskontrolle hätte auftreten können, abgewendet werden. Die bei diesem Ausbruch gewonnenen Erkenntnisse verdeutlichten die entscheidende Bedeutung der Vorbereitung, des Bewusstseins und der Sicherstellung, dass die Gesundheitssysteme auf solche Herausforderungen vorbereitet sind.

Der psychologische Tribut für Gesundheitspersonal

Abgesehen von den physischen Gefahren, denen Gesundheitspersonal während eines Ausbruchs ausgesetzt ist, gibt es auch psychische Belastungen, die mit dem intensiven Stress und der emotionalen

Belastung einhergehen, die die Arbeit in solch risikoreichen Umgebungen mit sich bringt. Das Trauma, mit dem die Beschäftigten im Gesundheitswesen während des Marburg-Ausbruchs in Ruanda konfrontiert waren, war tiefgreifend, da viele von ihnen nicht nur mit der Angst vor einer Ansteckung zu kämpfen hatten, sondern auch mit der emotionalen Belastung durch die Pflege sterbender Patienten und den Verlust von Kollegen.

Die psychologischen Auswirkungen der Arbeit während eines Ausbruchs wie Marburg können lang anhaltend sein. Die Mitarbeiter des Gesundheitswesens in Ruanda waren ständigem Stress ausgesetzt, da sie wussten, dass jeder behandelte Patient sie möglicherweise mit einem tödlichen Virus infizieren könnte. Dieses Gefühl der ständigen Gefahr beeinträchtigte ihr geistiges Wohlbefinden erheblich. Furcht, Unruhe und Unsicherheit waren für viele medizinische Fachkräfte tägliche Begleiter.

Darüber hinaus war die emotionale Belastung durch die Betreuung von Patienten mit einer hochansteckenden, tödlichen Krankheit immens. Viele Mitarbeiter im Gesundheitswesen mussten trotz aller Bemühungen mit der Trauer über den Verlust von Patienten klarkommen. Der enge Kontakt des medizinischen Personals zu den Patienten führte auch dazu, dass sie eine emotionale Bindung zu den Menschen entwickelten, die sie betreuten, nur um dann mit anzusehen, wie sie dem

Virus erlagen. Diese emotionale Belastung lastete schwer auf dem Gesundheitspersonal, von dem viele über ihre eigenen Familien nachdenken mussten.

Der Verlust von Kollegen, die dem Virus zum Opfer fielen, war ein weiterer Stressfaktor. Zu wissen, dass ihre eigenen Kollegen gestorben waren, als sie versuchten, anderen zu helfen, brachte ein Element von Angst, Trauer und Verlust mit sich. Die Beschäftigten im Gesundheitswesen mussten sich mit der Komplexität der Trauer um ihre Kollegen auseinandersetzen, während sie sich weiterhin um die Patienten kümmerten und ihre eigene Angst unter Kontrolle hielten.

Ruandas Gesundheitsministerium und internationale Organisationen haben erkannt, wie wichtig es ist, das Gesundheitspersonal nicht nur durch Schutzmaßnahmen, sondern auch durch psychologische Unterstützung zu unterstützen. Den Beschäftigten in den Ausbruchsgebieten wurden psychiatrische Dienste zur Verfügung gestellt, die Beratungs- und Nachbesprechungssitzungen anboten, um den Beschäftigten bei der Bewältigung des erlebten Stresses und der Trauer zu helfen. Das Erkennen der Auswirkungen des Ausbruchs auf die psychische Gesundheit war von entscheidender Bedeutung, um sicherzustellen, dass die Beschäftigten im Gesundheitswesen ihre Arbeit fortsetzen konnten, ohne an Burnout oder Traumata zu leiden.

Der emotionale und psychologische Tribut, den die Verarbeitung des Marburg-Ausbruchs in Ruanda mit sich brachte, war eine deutliche Erinnerung an die unsichtbaren Kosten von Pandemien. Während Mitarbeiter im Gesundheitswesen oft als Helden gefeiert werden, sind die mentalen und emotionalen Narben, die ihre Arbeit in solchen Krisen hinterlässt, nicht immer sichtbar, aber ebenso bedeutsam. Während Ruanda und andere Länder ihre Gesundheitssysteme weiter verbessern, ist es unerlässlich, dass sie auch das Wohlergehen ihrer Mitarbeiter an vorderster Front berücksichtigen und sicherstellen, dass sie nicht nur den Schutz erhalten, den sie benötigen, sondern auch die psychologische Unterstützung, die sie benötigen, um mit den Extremsituationen fertig zu werden Druck, dem sie ausgesetzt sind.

Kapitel Fünf: Die Wissenschaft hinter Marburg

Virusübertragung: Flughunde und Menschen

Das Marburg-Virus gehört zur Familie der Filoviridae, zu der auch das berüchtigte Ebola-Virus gehört. Marburg ist ein zoonotisches Virus, das heißt, es wird vom Tier auf den Menschen übertragen. Für die Kontrolle von Ausbrüchen ist es von entscheidender Bedeutung, zu verstehen, wie sich das Virus verbreitet. Im Fall von Marburg gelten Flughunde – insbesondere der Nilflughund (Rousettus aegyptiacus) – als Hauptwirte des Virus, es können aber auch andere Fledermausarten als Reservoir dienen.

Es ist bekannt, dass Flughunde eine Vielzahl von Viren übertragen, sie selbst zeigen jedoch häufig keine Infektionssymptome. Sie spielen eine entscheidende Rolle in der Marburger Ökologie, da sie das Virus über lange Zeiträume beherbergen und in die Umwelt ausbreiten können, ohne dass es zu den akuten Auswirkungen kommt, die beim Menschen auftreten. Die Übertragung von Marburg auf den Menschen erfolgt vor allem durch direkten Kontakt mit den Körperflüssigkeiten infizierter Tiere, insbesondere deren Speichel, Urin oder Kot. Wenn sich Flughunde von Früchten ernähren, verunreinigen sie häufig die Umgebung und schaffen so die Möglichkeit, dass sich Menschen durch den Umgang mit oder den Verzehr kontaminierter Früchte infizieren.

Menschen, die engen Kontakt mit infizierten Flughunden oder deren Kot, Urin oder Speichel haben, sind gefährdet, sich mit dem Virus zu infizieren. Sobald ein Mensch infiziert ist, wird das Virus hauptsächlich über Körperflüssigkeiten wie Blut, Erbrochenes, Durchfall und Urin auf andere übertragen. Dies kann durch direkten Kontakt mit Flüssigkeiten oder kontaminierten Oberflächen einer infizierten Person und sogar durch den Umgang mit verstorbenen Personen geschehen, die dem Virus erlegen sind. Besonders anfällig für das Virus sind medizinisches Personal, Familienangehörige und andere Personen, die in engem Kontakt mit infizierten Personen stehen.

Es gibt auch Hinweise darauf, dass sich das Virus über Tröpfchen in der Luft verbreiten kann, insbesondere in Krankenhäusern, wo Patienten möglicherweise husten oder erbrechen. Dieses Potenzial für eine Übertragung über die Luft ist einer der Gründe, warum strenge Isolationsprotokolle von entscheidender Bedeutung sind, um eine weitere Ausbreitung zu verhindern. Flughunde bleiben der Hauptüberträger des Virus, aber die

Übertragung von Mensch zu Mensch ist der treibende Faktor bei den Ausbrüchen in Marburg, weshalb die Kontrolle der Ausbreitung in menschlichen Populationen während einer Epidemie zur größten Herausforderung wird.

Symptome und Diagnose

Die Symptome der Marburg-Virus-Krankheit (MVD) sind schwerwiegend und schreiten schnell voran, sodass eine frühzeitige Diagnose und Intervention für die Verbesserung der Überlebensraten von entscheidender Bedeutung sind. Eine Marburg-Infektion beginnt typischerweise plötzlich, oft mit grippeähnlichen Symptomen, die die Erstdiagnose erschweren können. Zu den ersten Anzeichen einer Infektion gehören Fieber, Schüttelfrost, Kopf- und Muskelschmerzen. Mit fortschreitender Krankheit treten schwerwiegendere Symptome auf, darunter Übelkeit, Erbrechen, Bauchschmerzen und Durchfall. Diese Symptome können von Blutungen aus verschiedenen Körperöffnungen wie Augen, Nase und Mund sowie von inneren Blutungen begleitet sein, die eines der charakteristischen Anzeichen von hämorrhagischem Fieber wie Marburg sind.

Die Krankheit kann schnell fortschreiten und häufig zu Organversagen, Schock und Tod führen, manchmal bereits wenige Tage nach Auftreten der Symptome. Die

Sterblichkeitsrate beim Marburg-Virus ist hoch und liegt oft zwischen 23 % und 90 %, abhängig vom Virusstamm und den für die Behandlung verfügbaren Gesundheitseinrichtungen. Eine der größten Herausforderungen bei der Diagnose von Marburg besteht darin, dass sich die anfänglichen Symptome mit denen anderer Krankheiten wie Malaria, Typhus oder anderen viralen hämorrhagischen Fiebern überschneiden und es daher schwierig ist, sie ohne Labortests von anderen häufigen Tropenkrankheiten zu unterscheiden.

Die Diagnose des Marburg-Virus erfordert eine Laborbestätigung, typischerweise durch einen PCR-Test (Polymerase-Kettenreaktion), der virale RNA im Blut, Urin oder anderen Körperflüssigkeiten eines Patienten nachweist. Enzyme-linked Immunosorbent Assay (ELISA)-Tests können auch zum Nachweis Marburg-spezifischer Antikörper verwendet werden, um die Exposition gegenüber dem Virus zu bestätigen. Darüber hinaus kann die Virusisolierung in Zellkulturen den sicheren Nachweis einer Marburg-Infektion liefern. Aufgrund der Gefährlichkeit des Virus müssen diese Tests jedoch in Hochsicherheitslabors durchgeführt werden, was die Diagnose in vielen Teilen Afrikas, wo es häufig zu Ausbrüchen kommt, zu einer logistischen Herausforderung macht.

In einigen Fällen wird das Virus zu spät diagnostiziert, und bis die Tests eine Marburg-Infektion bestätigen, sind die Patienten möglicherweise zu krank, als dass die

Behandlung wirksam wäre. Der Mangel an schnellen Diagnosetools ist einer der Gründe, warum sich das Virus in Gemeinden mit begrenzter Gesundheitsinfrastruktur so schnell verbreiten kann.

Aktuelle Behandlungsmethoden und Forschung

Derzeit gibt es keine spezifischen antiviralen Behandlungen für die Marburg-Virus-Krankheit. Bei der den Patienten angebotenen Behandlung handelt es sich um eine unterstützende Pflege, die darauf abzielt, die Symptome zu lindern und die Überlebenschancen zu erhöhen. Unterstützende Maßnahmen umfassen in der Regel Flüssigkeitszufuhr, Schmerzbehandlung, Behandlung von Sekundärinfektionen und Aufrechterhaltung des Blutdrucks. In einigen Fällen können aufgrund der hämorrhagischen Wirkung des Virus Bluttransfusionen erforderlich sein, um verlorenes Blut zu ersetzen.

Ein wesentlicher Aspekt der Marburger Versorgung ist die intensive unterstützende Therapie, die häufig in isolierten Behandlungseinheiten stattfindet, um das Risiko einer Übertragung auf andere Patienten und medizinisches Personal zu verringern. Krankenhäuser können fortschrittliche Techniken wie den intravenösen Flüssigkeitsersatz anwenden, um der durch Durchfall und Erbrechen verursachten Dehydrierung entgegenzuwirken, und in einigen Fällen können Patienten experimentelle Therapien erhalten. Allerdings ist der Zugang zu diesen Ressourcen begrenzt, insbesondere in ländlichen oder ressourcenarmen Gegenden.

Forscher haben mögliche Behandlungsmöglichkeiten für Marburg untersucht, insbesondere antivirale Medikamente und Immuntherapien. In präklinischen Studien wurden mehrere vielversprechende Verbindungen getestet, darunter kleine Moleküle, die die Virusreplikation blockieren, oder monoklonale Antikörper, die dem Immunsystem helfen, das Virus zu neutralisieren. Allerdings ist keine dieser Behandlungen vollständig für die allgemeine Anwendung beim Menschen zugelassen.

Eine der aufregendsten Entwicklungen in der Marburger Forschung war der Fortschritt bei der Anwendung der Rekonvaleszenz-Plasmatherapie. Bei diesem Ansatz wird das Plasma von Personen, die sich von einer Marburg-Virus-Infektion erholt haben, an aktuelle Patienten übertragen und so mit Antikörpern versorgt, die bei der Bekämpfung des Virus helfen können. Obwohl sich diese Methode in einigen Fällen als vielversprechend erwiesen hat, gilt sie immer noch als experimentell und ist nicht allgemein verfügbar.

Neben der Arzneimittelentwicklung konzentriert sich ein Großteil der Forschung auf die Verbesserung der Gesamtreaktion auf Marburg-Ausbrüche, beispielsweise durch bessere Diagnosetools, schnellere Testmöglichkeiten und wirksamere Eindämmungsstrategien. Forscher arbeiten an Möglichkeiten, die Diagnose schneller und weniger ressourcenintensiv zu gestalten, was die Chancen verbessern könnte, das Virus frühzeitig zu erkennen und seine Ausbreitung zu verhindern.

Die Suche nach einem Impfstoff

Das ultimative Ziel der Marburg-Virusforschung ist die Entwicklung eines wirksamen Impfstoffs. Ein Impfstoff würde verhindern, dass es überhaupt zu Infektionen kommt, und wäre ein entscheidender Faktor im Kampf gegen das Virus. Die Entwicklung eines Marburg-Impfstoffs war in den letzten Jahren ein wichtiger Schwerpunkt der Wissenschaftler, und es wurden Fortschritte erzielt, auch wenn weiterhin Herausforderungen bestehen.

Mehrere Impfstoffkandidaten wurden entwickelt und in Tiermodellen mit vielversprechenden Ergebnissen getestet. Einer der bekanntesten Kandidaten ist ein rekombinanter Impfstoff auf Basis des Vesikulären Stomatitis-Virus (VSV), der nachweislich das Potenzial hat, Tiere vor dem Virus zu schützen. Dieser Impfstoff basiert auf einer modifizierten Version des VSV-Virus, die Marburg-Virus-Gene enthält und das Immunsystem dazu veranlasst, das Marburg-Virus zu erkennen und anzugreifen, ohne eine Krankheit auszulösen.

Der Impfstoff wurde an nichtmenschlichen Primaten getestet und hat sich als vielversprechend erwiesen, um die Entwicklung der Marburg-Virus-Krankheit zu verhindern. Neben VSV-basierten Impfstoffen untersuchen Forscher auch DNA-basierte Impfstoffe und virale Vektorimpfstoffe, die beide in der Lage sind, eine Immunantwort gegen Marburg auszulösen, ohne das Lebendvirus zu verwenden. Diese Kandidaten befinden sich noch im präklinischen oder frühen klinischen Teststadium, aber die bisherigen Ergebnisse sind ermutigend.

Trotz der Fortschritte sind bei der Entwicklung eines Marburg-Impfstoffs erhebliche Hürden zu überwinden. Eine der größten Herausforderungen ist die Variabilität des Virus. Es gibt verschiedene Stämme des Marburg-Virus, und ein Impfstoff, der gegen einen Stamm wirksam ist, bietet möglicherweise keinen Schutz gegen andere Stämme. Außerdem stellt sich die Frage der Herstellung und Verteilung eines Impfstoffs in großem Maßstab, insbesondere in abgelegenen Gebieten, in denen es häufig zu Ausbrüchen kommt. Darüber hinaus gibt es keinen etablierten Markt für einen Marburger Impfstoff, da Ausbrüche des Virus relativ selten sind, was die Finanzierung und Investitionen für die groß angelegte Impfstoffentwicklung erschwert.

Dennoch hat der Erfolg der Ebola-Impfstoffe den Optimismus geweckt, dass ähnliche Methoden auch auf Marburg angewendet werden können. Angesichts des dringenden Bedarfs an einem Impfstoff, insbesondere in Regionen mit häufigen Ausbrüchen, gibt es konzertierte Anstrengungen globaler Gesundheitsorganisationen, Regierungen und Pharmaunternehmen, um die Forschung und Entwicklung eines Marburg-Impfstoffs zu beschleunigen.

Was wir aus früheren Ausbrüchen wissen

Das Marburg-Virus hat seit seiner ersten Identifizierung im Jahr 1967 mehrere Ausbrüche verursacht, und jeder Ausbruch hat wertvolle Einblicke in das Verhalten, die Ausbreitung und die Auswirkungen des Virus auf die betroffene Bevölkerung geliefert. Der erste bekannte Ausbruch ereignete sich 1967 in Deutschland und Jugoslawien, als das Virus von importierten afrikanischen Affen auf Laborarbeiter übertragen wurde. Seitdem kam es in Marburg zu sporadischen, aber verheerenden Ausbrüchen, die typischerweise in Zentral- und Ostafrika auftraten.

ICHIm Hinblick auf die Ausbreitung gedeiht das Virus in der Regel in Gebieten, in denen die menschliche Bevölkerung engen Kontakt mit Wildtieren, insbesondere Flughunden, hat. Ausbrüche werden häufig ausgelöst, wenn Menschen infizierte Tiere jagen oder verzehren oder wenn das Virus durch medizinische Eingriffe, bei denen es um ungeschützten Kontakt mit infizierten Körperflüssigkeiten geht, in die menschliche Bevölkerung gelangt.

Aus diesen früheren Ausbrüchen haben die Gesundheitsbehörden mehrere wichtige Lehren gezogen. Erstens ist die Früherkennung von entscheidender Bedeutung. Je schneller das Virus identifiziert wird, desto wahrscheinlicher ist es, dass die Eindämmungsmaßnahmen erfolgreich sind. Zweitens sind Maßnahmen zur Infektionskontrolle, einschließlich der Isolierung von Patienten und der Verwendung persönlicher Schutzausrüstung, von wesentlicher Bedeutung, um die Ausbreitung des Virus einzudämmen. Drittens ist das Engagement der Gemeinschaft von entscheidender Bedeutung, um sicherzustellen, dass die lokale Bevölkerung die Gefahren des Virus versteht und mit den Gesundheitsbehörden zusammenarbeitet, um eine Übertragung zu verhindern.

Trotz dieser Lehren stellen Marburger Ausbrüche weiterhin eine erhebliche Bedrohung für die öffentliche Gesundheit dar. Da Forscher und Gesundheitsexperten weiterhin aus vergangenen Ausbrüchen lernen, besteht die Hoffnung, dass wirksamere Instrumente zur Prävention und Behandlung entstehen und die Welt besser vorbereitet sein wird, wenn der nächste Marburg-Ausbruch auftritt.

Kapitel Sechs: Ruandas Reaktion auf die Krise

Maßnahmen der Regierung und der WHO

Als das Marburg-Virus erstmals in Ruanda entdeckt wurde, musste die Regierung in Zusammenarbeit mit der Weltgesundheitsorganisation (WHO) schnell handeln, um das Virus einzudämmen und die Bevölkerung zu schützen. Aufgrund der Erfahrungen früherer Ausbrüche wie Ebola erkannte die ruandische Regierung den Ernst der Lage und leitete sofort Notfallmaßnahmen ein. Die Regierung verfolgte einen vielschichtigen Ansatz und bekämpfte den Ausbruch auf allen Ebenen, von den lokalen Gemeinschaften bis hin zu den höchsten nationalen Institutionen.

Einer der ersten Schritte der ruandischen Regierung war die Einrichtung eines nationalen Teams für die Reaktion auf Gesundheitsnotfälle. Zu diesem Team gehörten eine Reihe von Experten des Gesundheitsministeriums, Spezialisten für Infektionskrankheiten, örtliche Gesundheitsbeamte und Epidemiologen, die eng mit der WHO und anderen internationalen Gesundheitsorganisationen zusammenarbeiteten. Ihre Aufgabe bestand darin, die Bemühungen zu koordinieren, logistische Unterstützung zu leisten und sicherzustellen, dass Eindämmungsmaßnahmen in den betroffenen Gebieten umgesetzt wurden.

Die WHO wiederum spielte eine entscheidende Rolle bei der Bereitstellung technischer Unterstützung. Experten der WHO trafen umgehend ein, um bei der Diagnose zu helfen, Leitlinien für die Behandlung bereitzustellen und mobile Labore zur Untersuchung vermuteter Fälle einzurichten. Die Organisation koordinierte auch die internationale Reaktion und half dabei, finanzielle und medizinische Ressourcen zur Unterstützung der Bemühungen Ruandas zu mobilisieren.
Auf nationaler Ebene haben die Gesundheitsbehörden Ruandas strenge Maßnahmen ergriffen, um sicherzustellen, dass sich das Virus nicht über die ursprünglichen Gebiete hinaus ausbreitet. Das Gesundheitsministerium verteilte mit Unterstützung der örtlichen Behörden Informationsmaterialien zur Gesundheitsaufklärung, um das Bewusstsein für das Virus zu schärfen und seine Symptome und Übertragungswege hervorzuheben. Fast sofort wurden Kampagnen im Bereich der öffentlichen Gesundheit gestartet, die darauf abzielten, die Öffentlichkeit über die Bedeutung der Hygiene und die Notwendigkeit zu informieren, alle Verdachtsfälle den Gesundheitsbehörden zu melden.

Ruandas Regierung zeigte ein außergewöhnliches Maß an Vorbereitung, da sie aus früheren Gesundheitsnotfällen wie dem Ebola-Ausbruch 2014 wertvolle Lehren gezogen hatte. Ihr schnelles Handeln bei der Suche nach Hilfe, der Koordination mit internationalen Gremien wie der WHO und der Umsetzung von Notfallplänen ist ein Beweis für ihr Engagement bei der Eindämmung der Krise.

Abriegelungen, Quarantäne und Isolationsmaßnahmen

Als Reaktion auf die schnell eskalierende Bedrohung durch Marburg verhängte Ruandas Regierung strenge Sperrmaßnahmen in den Regionen, in denen das Virus nachgewiesen wurde. Ziel dieser Maßnahmen war es, den persönlichen Kontakt zu begrenzen, die Übertragung des Virus zu verlangsamen und sicherzustellen, dass Gesundheitseinrichtungen den gestiegenen Bedarf an medizinischer Versorgung bewältigen können. Lokale Behörden, insbesondere in städtischen Zentren wie Kigali, wurden mit der Überwachung der Durchsetzung dieser Sperren beauftragt.

Quarantäne- und Isolationsmaßnahmen gehörten zu den kritischsten Aspekten der Strategie Ruandas. Die Gesundheitsbehörden richteten in Gebieten mit hoher Konzentration an Verdachtsfällen Quarantänezonen ein, um sicherzustellen, dass potenziell infizierte Personen von gesunden Personen getrennt wurden. Diese Quarantänezonen wurden sowohl in städtischen als auch ländlichen Gebieten eingerichtet, mit besonderem Schwerpunkt auf Orten, an denen es zu Marburg-Übertragungen kam. Mitarbeiter des Gesundheitswesens leisteten in diesen Zonen nach strengen Protokollen Pflege und verwendeten häufig persönliche Schutzausrüstung (PSA), um das Risiko einer Ansteckung mit dem Virus zu verringern.

Ruanda setzte sich außerdem dafür ein, dass Personen, die unter Quarantäne gestellt wurden, die notwendige Versorgung erhielten, einschließlich medizinischer Behandlung etwaiger Symptome und grundlegender Lebensunterhalt wie Nahrung und sanitäre Einrichtungen. Die Regierung arbeitete eng mit Nichtregierungsorganisationen (NGOs) zusammen, um unter Quarantäne gestellte Personen mit wichtigen Ressourcen zu versorgen und sicherzustellen, dass während der Sperrzeit niemand zurückgelassen wurde.

Einer der schwierigsten Aspekte der Quarantäne und Isolation war die psychologische Belastung, die sie für den Einzelnen mit sich brachte. Die Trennung von geliebten Menschen, insbesondere wenn Menschen bereits Todesfälle in ihren Familien erlebt hatten, führte zu zusätzlicher emotionaler Belastung. Die ruandische Regierung war sich dieser Herausforderung bewusst und führte psychiatrische Dienste ein, um Personen in Quarantäne zu unterstützen, einschließlich Beratungs-

und Stressabbauprogrammen. Durch die Integration der psychiatrischen Versorgung in den Quarantäneprozess demonstrierte Ruanda einen ganzheitlichen Ansatz zur Bewältigung des Marburg-Ausbruchs.

Die Rolle der internationalen Hilfe

Der Marburg-Ausbruch in Ruanda hat die Bedeutung internationaler Solidarität bei der Bewältigung von Gesundheitskrisen deutlich gemacht. Während die ruandische Regierung alles in ihrer Macht Stehende tat, um das Virus zu bekämpfen, erforderte das Ausmaß der Krise die Unterstützung der Weltgemeinschaft. Organisationen wie die WHO, Médecins Sans Frontières (Ärzte ohne Grenzen), die Vereinten Nationen (UN) und verschiedene NGOs sprangen ein, um medizinische und logistische Unterstützung, Grundversorgung und Fachwissen anzubieten.

Die WHO mobilisierte schnell Notfallteams und bot Anleitungen zu Best Practices für Eindämmung, Behandlung und Diagnose. Medizinische Hilfsgüter, darunter persönliche Schutzausrüstung (PSA), antivirale Medikamente (sofern verfügbar) und Diagnosekits, wurden nach Ruanda verschifft. Diese für die Verhinderung einer weiteren Ausbreitung entscheidenden Vorräte waren in der Region oft

Mangelware, und internationale Hilfe war unerlässlich, um sicherzustellen, dass die Arbeiter an vorderster Front angemessen geschützt wurden.

Neben der WHO richten Organisationen wie Ärzte ohne Grenzen in Gebieten mit den höchsten Fallzahlen Feldlazarette ein, die es Mitarbeitern des Gesundheitswesens ermöglichen, infizierte Personen in isolierten Umgebungen zu behandeln, um eine weitere Übertragung zu verhindern. Die Hilfe beschränkte sich nicht nur auf die medizinische Versorgung, sondern umfasste auch logistische Unterstützung, die Ruanda dabei half, die Kommunikation mit der Außenwelt aufrechtzuerhalten und eine schnelle Datenerfassung und Berichterstattung zu ermöglichen.

Internationale Hilfe erfolgte nicht nur in Form medizinischer Ressourcen; Auch finanzielle Hilfe war von entscheidender Bedeutung. Regierungen auf der ganzen Welt haben Mittel zugesagt, um Ruanda bei der Bewältigung der Krise zu unterstützen, und zwar zur Deckung der Ausgaben im Zusammenhang mit Gesundheitsmaßnahmen, Transport, Quarantänemaßnahmen und Aufklärungskampagnen im Bereich der öffentlichen Gesundheit. Die rechtzeitige Auszahlung dieser Mittel half Ruanda, schnell und effektiv zu reagieren und sicherzustellen, dass die Ressourcen des Landes so weit wie möglich ausgeschöpft wurden.

Die Krise hat die Bedeutung der globalen Zusammenarbeit deutlich gemacht. Obwohl der Ausbruch für Ruanda einen nationalen Notfall darstellte, war klar, dass internationale Partnerschaften eine entscheidende Rolle bei der Eindämmung des Virus und der Verhinderung seiner Ausbreitung in Nachbarländer spielten.

Der Einsatz von Technologie und Daten bei der Verfolgung von Fällen

Technologie und Daten spielten eine unverzichtbare Rolle bei Ruandas Reaktion auf den Marburg-Ausbruch. Gesundheitsbehörden nutzten in Zusammenarbeit mit internationalen Partnern innovative Technologien, um die Ausbreitung des Virus zu überwachen, Verdachtsfälle zu verfolgen und Quarantänen effektiver zu verwalten.
Mobile Gesundheitsanwendungen wurden zu einem entscheidenden Instrument bei der Reaktion Ruandas, da sie es den Gesundheitsbehörden ermöglichten, die Bewegungen von Personen zu verfolgen, potenzielle Kontakte zu überwachen und den Gesundheitszustand der unter Quarantäne gestellten Personen zu überprüfen. Diese Apps sammelten Echtzeitdaten zu Verdachtsfällen und die Informationen wurden in eine zentrale Datenbank hochgeladen, sodass Gesundheitsbehörden

die Ausbreitung des Virus verfolgen und Eindämmungsmaßnahmen entsprechend anpassen konnten.

Zusätzlich zu mobilen Apps setzte Ruanda digitale Überwachungssysteme ein, um sicherzustellen, dass kein Verdachtsfall übersehen wurde. Diese Systeme ermöglichten es Gesundheitspersonal, Kontakte effizient zu verfolgen und festzustellen, ob Personen Kontakt zu infizierten Personen hatten. Die von diesen Systemen generierten Echtzeitdaten wurden auch verwendet, um Modelle zu erstellen, die vorhersagen, wo es als nächstes zu Ausbrüchen kommen könnte, was gezieltere Interventionen in gefährdeten Gebieten ermöglicht.

Der Datenaustausch zwischen dem Gesundheitsministerium und internationalen Partnern wie der WHO ermöglichte außerdem eine bessere Ressourcenzuweisung und Entscheidungsfindung in Echtzeit. Der Einsatz digitaler Tools zur Rückverfolgung von Kontakten und zur Verfolgung des Virus machte Ruanda zu einem der ersten Länder, das modernste Technologie im Kampf gegen einen Virusausbruch einsetzte und demonstrierte damit, wie Technologie eine entscheidende Rolle bei der Bewältigung von Krisen im Bereich der öffentlichen Gesundheit spielen kann.

Darüber hinaus weitete sich Ruandas Einsatz von Technologie auch auf die Kommunikation im Bereich der öffentlichen Gesundheit aus. Das Gesundheitsministerium nutzte

Social-Media-Plattformen, Websites und mobile Messaging-Dienste, um der Öffentlichkeit genaue und aktuelle Informationen bereitzustellen. Diese Plattformen boten Anleitungen zur Hygiene, zur Meldung von Symptomen und zur Einhaltung von Quarantänemaßnahmen und trugen so dazu bei, Ängste und Fehlinformationen in einer Zeit der Unsicherheit zu reduzieren.

Die Rolle von Medien und öffentlicher Kommunikation

Die Medien spielten eine entscheidende Rolle dabei, die ruandische Öffentlichkeit über den anhaltenden Ausbruch in Marburg zu informieren. In einer Krisensituation ist eine klare und transparente Kommunikation unerlässlich, und die Medienresonanz Ruandas hat die Macht sowohl traditioneller als auch digitaler Plattformen bei der Bewältigung einer Gesundheitskrise gezeigt.

Ruandas Regierung nutzte Medienkanäle, um Aktualisierungen zum Stand des Ausbruchs zu verbreiten, und Botschaften zur öffentlichen Gesundheit wurden über Fernsehen, Radio, Zeitungen und soziale Medien verbreitet. Diese Stellen lieferten wichtige Informationen, darunter aktuelle Informationen zur Anzahl der Fälle, zu den Quarantäneorten und zu den Maßnahmen, die die Regierung zur Eindämmung der

Ausbreitung des Virus ergreift. Durch den Einsatz verschiedener Kommunikationsformen stellte Ruanda sicher, dass seine Botschaft ein breites und vielfältiges Publikum erreichte, selbst in ländlichen Gebieten, in denen der Zugang zu bestimmten Medien möglicherweise eingeschränkt ist.

Zusätzlich zu den offiziellen Regierungskanälen arbeiteten Ruandas Medien mit der WHO und anderen Gesundheitsorganisationen zusammen, um sicherzustellen, dass genaue Informationen über das Virus die Bevölkerung erreichen. In Interviews wurden häufig Experten des öffentlichen Gesundheitswesens vorgestellt, die Ratschläge zur Erkennung von Symptomen, zur Vorbeugung von Infektionen und zur Einhaltung öffentlicher Gesundheitsmaßnahmen gaben.

Die Rolle der Medien spielte auch eine entscheidende Rolle bei der Zerstreuung von Mythen und der Bekämpfung von Angst. Ohne klare und verlässliche Informationen können sich Fehlinformationen schnell verbreiten und die Krise verschlimmern. Ruandas Medien kämpften in Zusammenarbeit mit Gesundheitsbehörden der Regierung darum, Fakten zu liefern und falsche Narrative zu korrigieren. Dies trug dazu bei, Panik zu verhindern und ermutigte die Menschen, Sicherheitsmaßnahmen wie Quarantäneregeln und die Meldung von Symptomen an Gesundheitsdienstleister zu befolgen.

Wichtig ist, dass sich die Medienberichterstattung nicht nur auf die klinischen Aspekte des Ausbruchs konzentrierte. Außerdem wurden die persönlichen Geschichten von Gesundheitspersonal, Freiwilligen und vom Virus Betroffenen hervorgehoben, wodurch die Krise humanisiert und Solidarität gefördert wurde. Die Medien wurden zu einem Instrument zum Aufbau der nationalen Einheit, wobei die Öffentlichkeit erkannte, wie wichtig die Zusammenarbeit mit den Gesundheitsbehörden ist, um weitere Verluste an Menschenleben zu verhindern.

Zusammenfassend lässt sich sagen, dass Ruandas Reaktion auf die Marburg-Krise eine komplexe, mehrdimensionale Anstrengung war, die staatliche Maßnahmen, internationale Hilfe, fortschrittliche Technologien und eine starke Medienpräsenz umfasste. Diese gemeinsamen Anstrengungen trugen dazu bei, die Auswirkungen des Virus abzumildern, seine Ausbreitung einzudämmen und die Öffentlichkeit zu schützen. Ruandas proaktiver Ansatz zeigte, wie wichtig Vorbereitung, Transparenz und Zusammenarbeit bei der Bekämpfung von Ausbrüchen von Infektionskrankheiten sind.

Kapitel sieben: Die wirtschaftlichen und sozialen Auswirkungen

Auswirkungen auf Ruandas Wirtschaft

Der Marburg-Ausbruch in Ruanda stellte nicht nur eine erhebliche Bedrohung für die öffentliche Gesundheit dar, sondern hatte auch tiefgreifende wirtschaftliche Folgen. Wie bei jeder Epidemie belasten die Störung des täglichen Lebens, die Umverteilung von Ressourcen und die Notwendigkeit von Eindämmungsmaßnahmen die Wirtschaft. Ruandas Wirtschaft, die vor dem Ausbruch eine der am schnellsten wachsenden in Afrika war, erlebte in mehreren Sektoren Rückschläge, da sie Ressourcen umverteilte, um das Virus zu bekämpfen und seine Auswirkungen abzumildern.

Eine der unmittelbarsten wirtschaftlichen Auswirkungen war der Rückgang der Arbeitsproduktivität. Strenge Quarantänemaßnahmen, Lockdowns und die Angst vor einer Ausbreitung des Virus zwangen viele Unternehmen, den Betrieb einzustellen, insbesondere in Hochrisikogebieten. Der Dienstleistungssektor, einschließlich Gastgewerbe, Einzelhandel und Transport, verzeichnete die größten Verluste, da die Regierung Beschränkungen für Reisen und öffentliche Versammlungen verhängte. Viele kleine Unternehmen hatten auf dem Höhepunkt der Krise Schwierigkeiten, sich über Wasser zu halten, insbesondere in der Hauptstadt Kigali, die in den letzten Jahren einen Zustrom von Tourismus und internationalen Investitionen erlebt hatte.

Darüber hinaus war auch der Agrarsektor betroffen, der ein Rückgrat der ruandischen Wirtschaft darstellt. In vielen ländlichen Gebieten mussten Landwirte mit Bewegungseinschränkungen und der Angst vor dem Kontakt mit infizierten Personen umgehen. Das Virus führte zu Unterbrechungen der Lieferkette, insbesondere beim Warentransport von ländlichen Bauernhöfen zu städtischen Märkten, was die Ernährungsunsicherheit verschärfte. Ohne Zugang zu Arbeitskräften und mit Quarantänemaßnahmen kam es zu einem starken Rückgang der Lebensmittelproduktion und -verteilung. Dies beeinträchtigte nicht nur die Lebensgrundlagen der Landwirte, sondern führte auch zu steigenden Preisen für lebenswichtige Güter, was die wirtschaftlichen Herausforderungen für einkommensschwache Gemeinden weiter verschärfte.

Auch die Tourismusbranche Ruandas, die einen wichtigen Beitrag zur Wirtschaft geleistet hatte, musste durch den Ausbruch massive Verluste hinnehmen. Als Reaktion darauf wurde der internationale Reiseverkehr eingeschränkt und viele Touristen stornierten Reisen. Ruanda, bekannt für seine Wildtiersafaris und die berühmten Berggorillas, war ein beliebtes Reiseziel für Reisende. Doch die Schließung von Nationalparks und die Annullierung internationaler Flüge führten dazu, dass das Land einen dramatischen Rückgang der Tourismuseinnahmen erlebte. Hotels, Reiseveranstalter und lokale Unternehmen, die auf ausländische Besucher angewiesen waren, sahen einer ungewissen Zukunft entgegen.

Darüber hinaus musste die Regierung erhebliche Teile ihres Budgets für die Bekämpfung des Ausbruchs bereitstellen und Mittel umverteilen, die sonst für Infrastrukturprojekte oder soziale Entwicklungsprogramme verwendet worden wären. Diese Umverteilung von Ressourcen war zwar für die unmittelbare Krise von entscheidender Bedeutung, verzögerte jedoch langfristige Entwicklungsprojekte und führte zu einem Rückgang der Wachstumsprognosen für das Land.

Trotz dieser Herausforderungen bewies Ruanda Widerstandsfähigkeit und nutzte seine starken Regierungsstrukturen, um internationale Finanzhilfe zu beantragen und die Wirtschaft anzukurbeln. Nach der Krise wollte Ruanda seine Wirtschaft wieder aufbauen, indem es sich auf die Diversifizierung der Sektoren, die Anziehung von Investitionen und die Unterstützung der vom Ausbruch betroffenen Unternehmen konzentrierte. Die wirtschaftlichen Narben des Marburg-Virus-Ausbruchs blieben jedoch noch lange nach dem Ende der Gesundheitskrise bestehen.

Bildung und Tourismus: Was war betroffen?

Bildung und Tourismus waren zwei Sektoren, die überproportional unter dem Marburg-Ausbruch in Ruanda litten. Im Rahmen der Bemühungen, die Ausbreitung des Virus einzudämmen, ergriff die Regierung sofortige Maßnahmen und schloss Schulen und Universitäten. Obwohl diese Maßnahmen notwendig waren, um die Ausbreitung des Virus zu verhindern, führten sie zu erheblichen Störungen für Schüler, Eltern und Lehrkräfte gleichermaßen.

Die Schließung von Bildungseinrichtungen hatte weitreichende Folgen für Schüler, insbesondere für diejenigen in den letzten Schuljahren, die sich auf Prüfungen vorbereiteten, die über ihre zukünftigen Chancen entscheiden könnten. Da die Schulen für längere Zeit geschlossen waren, mussten sich die Schüler auf Online-Lernen einstellen, eine Option, die nicht für alle ohne weiteres verfügbar war. Während städtische Gebiete Zugang zu digitalen Werkzeugen hatten, standen ländliche Gemeinden aufgrund der begrenzten Internetkonnektivität und des Zugangs zu den erforderlichen Geräten vor Herausforderungen. Diese digitale Kluft verschärfte die Ungleichheiten in der Bildung und erschwerte es benachteiligten Studierenden, ihr Studium während der Pandemie fortzusetzen.

Darüber hinaus gerieten viele Bildungseinrichtungen, insbesondere Privatschulen und Universitäten, in finanzielle Schwierigkeiten, da die Studiengebühren zurückgingen. Einige Einrichtungen waren gezwungen, ihre Mitarbeiter zu beurlauben oder ihre Türen ganz zu schließen, was die Lebensgrundlage von Pädagogen und Verwaltungsmitarbeitern zusätzlich beeinträchtigte. Die Unterbrechung der Ausbildung führte auch zu Bedenken hinsichtlich der langfristigen Auswirkungen auf die Arbeitskräfte, da Studierende, die während der Krise ihre Ausbildung verpasst haben, möglicherweise Schwierigkeiten haben, aufzuholen und sich in den Arbeitsmarkt zu integrieren. In einigen Fällen führten verspätete Abschlussfristen zu einem Rückstand auf dem Arbeitsmarkt, da Tausende von Studenten nicht in der Lage waren, rechtzeitig in den Arbeitsmarkt einzusteigen.

Der Tourismus, ein Eckpfeiler der ruandischen Wirtschaft, wurde noch stärker getroffen. Da die internationalen Grenzen geschlossen waren und die weltweite Tourismusbranche in Aufruhr war, wurde der Tourismussektor Ruandas stark beeinträchtigt. Die Regierung hatte zuvor stark in die Entwicklung des

Tourismus investiert und dabei den Schwerpunkt auf Ökotourismus und den Schutz der Tierwelt gelegt. Die Schließung von Nationalparks, insbesondere des Volcanoes-Nationalparks, in den Touristen reisen, um die gefährdeten Berggorillas zu sehen, führte dazu, dass Ruanda Millionen von Dollar an Tourismuseinnahmen verloren.

Viele Unternehmen im Tourismussektor, wie Hotels, Lodges, Reiseveranstalter und Restaurants, waren vom Zusammenbruch bedroht, da internationale Touristen während des Ausbruchs entweder nicht anreisen konnten oder wollten. Diese Unternehmen, die größtenteils auf ausländische Besucher angewiesen waren, mussten auf dem Höhepunkt der Krise darum kämpfen, über Wasser zu bleiben. Viele Mitarbeiter wurden entlassen, andere mussten mit kürzeren Arbeitszeiten rechnen, was die allgemeine Arbeitslosigkeitskrise verschärfte.

Lokale Gemeinschaften, deren Einkommen vom Tourismus abhängig war, einschließlich derjenigen, die sich mit Reiseführung, Transport und dem Verkauf von Souvenirs befassen, waren ebenfalls mit wirtschaftlicher Not konfrontiert. Während die Regierung die betroffenen Unternehmen finanziell unterstützte, bekamen die Arbeiter und ihre Familien die langfristigen Auswirkungen des Tourismusabschwungs zu spüren, da sie kaum Möglichkeiten hatten, die Einkommensverluste auszugleichen.

Während sowohl das Bildungswesen als auch der Tourismus erhebliche Einbußen erlitten, gab es auch Chancen für eine Erholung. Der Tourismussektor mit Ruandas Naturschönheits- und Naturschutzinitiativen hat in der Zeit nach dem Ausbruch Anzeichen einer Erholung gezeigt. In ähnlicher Weise haben die Bildungsbehörden daran gearbeitet, die negativen Auswirkungen von Schulschließungen abzumildern, indem sie Nachholprogramme implementiert und Unterstützung für Online-Lerninitiativen angeboten haben.

Die emotionale und soziale Belastung von Gemeinschaften

Über die spürbaren wirtschaftlichen Auswirkungen hinaus hatte der Ausbruch des Marburger Virus auch tiefgreifende emotionale und soziale Folgen. Die Angst und Unsicherheit im Zusammenhang mit dem Virus löste bei Einzelpersonen und Gemeinschaften Angst und Stress aus, da sie zusehen mussten, wie die Krankheit Menschenleben forderte und den Alltag störte. Die sozialen Beziehungen waren angespannt, da Einzelpersonen in die Isolation gezwungen wurden und Familien mit dem Verlust geliebter Menschen konfrontiert waren.

Obwohl die Isolations- und Quarantänemaßnahmen zur Eindämmung des Virus notwendig waren, forderten sie eine erhebliche psychische Belastung für die Menschen. Die Angst vor einer Infektion, verbunden mit dem Verlust sozialer Interaktionen und der Herausforderung, sich um kranke Angehörige zu kümmern, löste in vielen Gemeinden ein Gefühl der Angst und Hilflosigkeit aus. Die Menschen erlebten ein erhöhtes Maß an Stress, Depressionen und Traumata, da das Virus sie an die Zerbrechlichkeit des Lebens erinnerte.

Familien, die aufgrund von Quarantänemaßnahmen getrennt wurden, waren oft emotional belastet, da sie nicht in der Lage waren, kranke Verwandte zu besuchen oder in den schwierigsten Momenten Unterstützung zu leisten. Die Auswirkungen dieser längeren Trennungen auf die psychische Gesundheit waren erheblich, und viele Menschen hatten nach dem Ausbruch mit Trauer, Einsamkeit und Traumata zu kämpfen.

Darüber hinaus waren die Gemeinden mit sozialer Stigmatisierung und Diskriminierung konfrontiert. In einigen Fällen wurden Personen, die sich vom Virus erholt hatten, mit Angst oder Misstrauen behandelt. Obwohl dieses Stigma auf Missverständnissen und Fehlinformationen beruhte, trug es zu einer weiteren sozialen Spaltung bei. In den schlimmsten Fällen wurden Personen, bei denen der Verdacht bestand, dass sie sich mit dem Virus infiziert hatten, von ihren Gemeinschaften abgelehnt oder isoliert, was es schwieriger machte, Menschen dazu zu bewegen, Symptome zu melden und medizinische Hilfe in Anspruch zu nehmen.

Um die emotionale Belastung zu mildern, arbeiteten die Regierung und die Gesundheitsbehörden Ruandas eng mit Fachleuten für psychische Gesundheit zusammen, um sowohl während als auch nach dem Ausbruch Beratungsdienste bereitzustellen. Es wurden Sensibilisierungskampagnen für psychische Gesundheit gestartet und Gemeinden wurden ermutigt, sich in schwierigen Zeiten gegenseitig zu unterstützen. Bemühungen um den sozialen Zusammenhalt waren von entscheidender Bedeutung, um die Stigmatisierung abzubauen und die vom Virus Betroffenen zu ermutigen, ohne Angst vor einem Urteil Hilfe zu suchen.

<u>Flüchtlinge und Vertreibungsbedenken</u>

Obwohl Ruanda für seine Widerstandsfähigkeit gegenüber Konflikten und Widrigkeiten bekannt ist, löste der Ausbruch in Marburg Besorgnis über Flüchtlinge und Vertreibung aus. Aufgrund der geografischen Nähe zu mehreren Ländern in Ost- und Zentralafrika ist Ruanda seit langem ein sicherer Zufluchtsort für Flüchtlinge, die vor Konflikten und Instabilität fliehen. Durch die Marburger Krise drohte jedoch eine Verschlechterung der Situation, insbesondere für Flüchtlinge, die in Lagern und städtischen Gebieten lebten, in denen die Ausbreitung des Virus wahrscheinlicher war.

Viele Flüchtlinge in Ruanda lebten bereits unter beengten Verhältnissen und hatten nur begrenzten Zugang zu Gesundheitsversorgung, sanitären Einrichtungen und sauberem Wasser. Der Marburg-Ausbruch hat dieser ohnehin gefährdeten Bevölkerungsgruppe eine weitere Ebene der Anfälligkeit hinzugefügt. Die Angst vor einem Ausbruch in Flüchtlingslagern, in denen die Menschen auf engstem Raum zusammenlebten, führte zu erhöhten Spannungen und Bedenken darüber, wie das Virus in einer solchen Umgebung eingedämmt werden könnte.

Ruandas Behörden arbeiteten hart daran, dass Flüchtlinge im Kampf gegen Marburg nicht zurückgelassen wurden. Die Regierung führte in Abstimmung mit internationalen Hilfsorganisationen wie dem UNHCR strenge Screening-Maßnahmen in Flüchtlingslagern ein, um Anzeichen des Virus festzustellen. Zu diesen Maßnahmen gehörten Gesundheitskontrollen, Quarantänezonen und Aufklärungskampagnen, um die Ausbreitung des Virus in diesen Gemeinden zu verhindern.

Trotz dieser Bemühungen blieb das Risiko der Vertreibung und Ausbreitung des Virus ein Problem, insbesondere als sich die Krise in den Nachbarländern ausbreitete. Da die Flüchtlinge weiterhin über die Grenzen strömten, musste die Regierung dafür sorgen, dass die Krankheit nicht aus den umliegenden Ländern nach Ruanda gelangte. Ruandas

Grenzmanagementsystem wurde zu einem Schlüsselaspekt der gesamten Eindämmungsstrategie und stellte sicher, dass Flüchtlinge und Migranten auf Krankheitszeichen überwacht wurden und angemessene Unterstützung erhielten.

Zusammenfassend lässt sich sagen, dass der Marburg-Ausbruch in Ruanda weitreichende wirtschaftliche, soziale und psychologische Folgen hatte. Die Unterbrechung des Bildungswesens, der Zusammenbruch der Tourismusbranche und die emotionale Belastung von Einzelpersonen und Familien hinterließen bleibende Spuren im Land. Dennoch halfen Ruandas kollektive Widerstandsfähigkeit und die Unterstützung der internationalen Gemeinschaft dabei, sich zu erholen und voranzukommen, auch wenn die Narben des Ausbruchs in den folgenden Jahren noch sichtbar waren.

Kapitel Acht: Der Wettlauf um ein Heilmittel

Aktuelle Forschung und Impfstoffversuche

Das Marburg-Virus, das zur gleichen Familie wie das Ebola-Virus gehört, stellt aufgrund seiner hohen Todesrate und des Mangels an wirksamen Behandlungen seit langem eine Bedrohung für die globale Gesundheit dar. Obwohl Marburg-Ausbrüche im Vergleich zu anderen Viruserkrankungen relativ selten sind, haben ihre Schwere und das Potenzial für eine weitverbreitete Übertragung zu erheblichen weltweiten Anstrengungen zur Entwicklung von Impfstoffen und Behandlungsprotokollen geführt. Der Wettlauf um ein Heilmittel oder einen vorbeugenden Impfstoff hat sich in den letzten Jahren verschärft, da Ausbrüche in Afrika, darunter der jüngste in Ruanda, die Dringlichkeit der Bekämpfung dieses tödlichen Virus deutlich gemacht haben.

Die aktuelle Forschung in Marburg konzentriert sich hauptsächlich auf das Verständnis seiner Biologie, Übertragungswege und die Entwicklung von Impfstoffen und Behandlungen. Ein wesentlicher Teil der Forschungsagenda konzentriert sich auf die

Untersuchung der genetischen Struktur des Virus, insbesondere seiner Interaktion mit menschlichen Zellen und dem Immunsystem. Diese Forschung zielt darauf ab, potenzielle Angriffspunkte für Impfstoffe und Therapien zu finden, die den Auswirkungen des Virus wirksam entgegenwirken könnten.

Einer der vielversprechendsten Wege der Marburger Impfstoffforschung war die Erforschung von Impfstoffkandidaten auf Basis viraler Vektoren. Virale Vektoren sind eine Art Impfstoff, bei dem ein harmloses Virus verwendet wird, um ein Gen des Zielvirus – in diesem Fall Marburg – in menschliche Zellen einzuschleusen, um eine Immunantwort zu stimulieren. Der Marburger Impfstoffentwicklungsprozess hat sich aufgrund der Ähnlichkeiten zwischen den beiden Viren stark an der Forschung zur Entwicklung von Ebola-Impfstoffen orientiert.

An der Erprobung von Impfstoffkandidaten sind weltweit verschiedene Organisationen und Forschungseinrichtungen beteiligt. Beispielsweise haben die US-amerikanischen National Institutes of Health (NIH) und die Weltgesundheitsorganisation (WHO) bei der Entwicklung eines Impfstoffs zum Schutz vor Marburg zusammengearbeitet. Diese Bemühungen wurden durch erhebliche Mittel von internationalen Gebern und Regierungen unterstützt, da sie das Potenzial einer Ausbreitung des Virus über den afrikanischen Kontinent hinaus erkannt haben.

Neben der Impfstoffentwicklung wird auch an möglichen Behandlungsmöglichkeiten für die Marburg-Infektion geforscht. Für Marburg stehen derzeit keine spezifischen antiviralen Behandlungen zur Verfügung, die Forschung konzentriert sich jedoch auf den Einsatz monoklonaler Antikörper, antiviraler Medikamente und immunbasierter Therapien. Ziel dieser Therapien ist es, die natürliche Immunantwort des Körpers auf das Virus zu stärken oder die Fähigkeit des Virus, sich in Zellen zu vermehren, zu hemmen.

Trotz vielversprechender Entwicklungen besteht weiterhin ein dringender Bedarf an schnelleren und zuverlässigeren Diagnosetests, wirksamen Behandlungen und Impfstoffen, die im Falle eines Ausbruchs schnell eingesetzt werden können. Forscher arbeiten fleißig daran, diese Hindernisse zu überwinden, aber die Komplexität des Virus und die Herausforderungen bei der Arbeit in ressourcenbeschränkten Umgebungen führen dazu, dass der Fortschritt oft langsam ist.

Die Oxford-Studien und andere Impfbemühungen

Eine der führenden Bemühungen in der Marburger Impfstoffforschung waren die von der Universität

Oxford geleiteten Studien. Forscher in Oxford, die für ihre Arbeit am COVID-19-Impfstoff von AstraZeneca bekannt sind, haben ihr Fachwissen erweitert, um Impfstoffe gegen andere Infektionskrankheiten zu entwickeln, darunter auch Marburg. Die Oxford-Impfstoffversuche für Marburg nutzen eine ähnliche Plattform wie der COVID-19-Impfstoff: einen viralen Vektorimpfstoff, der einen Teil des genetischen Materials des Marburg-Virus abgibt, um eine Immunantwort zu stimulieren.

Im Jahr 2020 begannen Forscher der Universität Oxford mit den ersten Versuchen am Menschen mit ihrem Marburg-Impfstoffkandidaten, bekannt als ChAdOx1 Marburg. Dieser Impfstoff basiert auf der gleichen Technologie wie der COVID-19-Impfstoff von AstraZeneca, der nachweislich Immunität gegen andere Viren, einschließlich Ebola, bietet. Der ChAdOx1-Marburg-Impfstoff führt eine modifizierte Version des Schimpansen-Adenovirus ein, das so verändert wurde, dass es einen Teil des genetischen Codes des Marburg-Virus trägt. Dies ermöglicht es dem Immunsystem, das Virus zu erkennen und eine Immunantwort auszulösen, ohne die Krankheit selbst auszulösen.

Die Ergebnisse der frühen Phase der Studie waren vielversprechend und zeigten, dass der Impfstoff bei den Teilnehmern eine Immunantwort auslöste und sicher zu sein schien. Diese Ergebnisse haben zu weiteren Studien und klinischen Studien geführt, um die Wirksamkeit des Impfstoffs in einer breiteren Bevölkerung weiter zu bewerten. Das Oxford-Team arbeitet außerdem daran, die Stabilität des Impfstoffs zu verbessern, was für die sichere Verteilung in Regionen mit begrenzter Kühllagerinfrastruktur von entscheidender Bedeutung ist.

Zusätzlich zu den Bemühungen von Oxford werden weitere Impfstoffkandidaten von verschiedenen Institutionen und Pharmaunternehmen getestet. Beispielsweise haben das Sabin Vaccine Institute und das U.S. National Institute of Allergy and Infectious Diseases (NIAID) bei der Entwicklung eines Impfstoffs zusammengearbeitet, der ein modifiziertes vesikuläres Stomatitis-Virus (VSV) verwendet, um einen Teil des Marburg-Virus zu übertragen. Dieser Impfstoff basiert auf der gleichen Technologie, die auch für die Entwicklung des Ebola-Impfstoffs verwendet wurde, und liefert vielversprechende erste Ergebnisse.

Trotz der Fortschritte in der Impfstoffentwicklung bleibt der Zeitplan für die breite Verfügbarkeit eines Marburg-Impfstoffs ungewiss. Impfstoffkandidaten müssen noch strenge Sicherheits- und Wirksamkeitstests in großen klinischen Studien durchlaufen, bevor sie für die öffentliche Verwendung zugelassen werden können. Die Dynamik, die durch die Oxford-Studien und andere Forschungsinitiativen entstanden ist, gibt jedoch Anlass zur Hoffnung, dass in naher Zukunft ein Impfstoff für Marburg Realität werden könnte.

Herausforderungen bei der Entwicklung eines Marburg-Impfstoffs

Die Entwicklung eines Marburg-Impfstoffs stand vor mehreren Herausforderungen, von denen viele in der Natur des Virus selbst und der Umgebung, in der die Forschung durchgeführt wird, liegen. Im Gegensatz zu häufigeren Infektionskrankheiten wie Grippe oder Masern ist das Marburg-Virus ein relativ seltenes Virus, und Ausbrüche treten in der Regel sporadisch auf. Dies macht es schwierig, die großen Datenmengen zu sammeln, die zum Testen von Impfstoffkandidaten in großem Maßstab erforderlich sind. Da das Virus außerdem vor allem die Bevölkerung in ländlichen Gebieten Afrikas befällt, müssen Forschung und klinische Studien unter schwierigen Feldbedingungen durchgeführt werden.

Eine der größten Herausforderungen bei der Entwicklung eines Impfstoffs für Marburg ist die hohe Todesrate des Virus, die klinische Studien besonders gefährlich machen kann. In den meisten Fällen einer Marburg-Infektion ist die Krankheit hochvirulent und für die infizierten Personen besteht ein hohes Sterberisiko.

Dies wirft ethische Fragen zur Durchführung von Impfstoffversuchen in Hochrisikopopulationen und zur Notwendigkeit einer Einwilligung nach Aufklärung auf.

Eine weitere Schwierigkeit liegt in der Natur des Virus. Marburg gehört zur Familie der Filoviridae, zu der auch andere hochgefährliche Viren wie Ebola gehören. Obwohl das Virus viele Ähnlichkeiten mit Ebola aufweist, weist es deutliche Unterschiede auf, die die Entwicklung eines Impfstoffs erschweren. Marburg kann beispielsweise schwerwiegendere hämorrhagische Symptome verursachen, was es noch schwieriger macht, Behandlungen oder Impfstoffe zu entwickeln, die für verschiedene Bevölkerungsgruppen wirksam sind.

Der Mangel an umfassender Infrastruktur in den betroffenen Regionen erschwert die Entwicklung und Verteilung eines Impfstoffs zusätzlich. In ländlichen Teilen Afrikas, wo Marburg-Ausbrüche am häufigsten vorkommen, mangelt es häufig an medizinischem Fachpersonal, medizinischer Ausrüstung und sogar an grundlegender Infrastruktur wie zuverlässigem Strom für die Kühlung. Dieser Mangel an Infrastruktur bedeutet, dass jeder Impfstoff bei Raumtemperatur stabil sein oder über eine zuverlässige Vertriebskette verfügen muss, um sicherzustellen, dass er die Bedürftigen erreicht.

Darüber hinaus blieben die Finanzierung und die politische Unterstützung der Impfstoffentwicklung in Marburg in der Vergangenheit hinter allgemein anerkannten Krankheiten zurück. Während globale

Gesundheitsinitiativen Fortschritte bei der Bekämpfung von Krankheiten wie Malaria, Tuberkulose und HIV/AIDS gemacht haben, hatten seltene Ausbrüche wie Marburg oft Schwierigkeiten, das gleiche Maß an Aufmerksamkeit und Ressourcen zu erhalten. Wie die Welt jedoch anhand der Ebola-Ausbrüche und der COVID-19-Pandemie gesehen hat, ist sich die globale Gesundheitsgemeinschaft zunehmend auf die Notwendigkeit einer schnellen Reaktion auf neu auftretende Infektionskrankheiten eingestellt, und Marburg bildet da keine Ausnahme.

<u>Die Rolle der internationalen Zusammenarbeit</u>

Angesichts der globalen Bedrohung durch das Marburg-Virus war die internationale Zusammenarbeit von entscheidender Bedeutung, um die Impfstoffforschung voranzutreiben und sich auf künftige Ausbrüche vorzubereiten. Die Bemühungen von Organisationen wie der Weltgesundheitsorganisation (WHO), den US-amerikanischen Zentren für die Kontrolle und Prävention von Krankheiten (CDC) und der Europäischen Arzneimittel-Agentur (EMA) haben Wissenschaftlern, Forschern und Gesundheitsbehörden eine Plattform für den Datenaustausch geboten. Ressourcen und Fachwissen.

Internationale Partnerschaften waren nicht nur für die Durchführung klinischer Studien von entscheidender Bedeutung, sondern auch, um sicherzustellen, dass der Impfstoff denjenigen zugänglich ist, die ihn am dringendsten benötigen. Organisationen wie GAVI, die Vaccine Alliance und die Coalition for Epidemic Preparedness Innovations (CEPI) haben eine Schlüsselrolle bei der Finanzierung der Forschung und der Sicherstellung, dass Impfstoffe im Falle eines Ausbruchs schnell eingesetzt werden können, gespielt. Diese Kooperationen haben dazu beigetragen, die Impfstoffentwicklung zu beschleunigen und sicherzustellen, dass die für die Produktion und Verteilung in großem Maßstab erforderlichen Ressourcen verfügbar sind.

Darüber hinaus darf die Rolle von Regierungen und philanthropischen Organisationen nicht unterschätzt werden. Während die anfängliche Finanzierung der Marburger Impfstoffversuche relativ bescheiden war, sind die privaten und staatlichen Investitionen gestiegen, da das Virus mehr internationale Aufmerksamkeit erregt hat. Beispielsweise hat die US-Regierung über ihr NIAID stark in die Entwicklung von Impfstoffen und Behandlungen für Marburg investiert, und diese Bemühungen wurden von philanthropischen Organisationen wie der Bill & Melinda Gates

Foundation unterstützt, die wichtige Mittel für die Forschung bereitgestellt hat.

Die Erfahrungen der internationalen Gemeinschaft mit Ebola, SARS und anderen neu auftretenden Krankheiten haben auch zu einem besseren Verständnis der Reaktion auf das Marburg-Virus geführt. Durch die Nutzung der Lehren aus früheren Ausbrüchen können Wissenschaftler und Regierungen schneller auf zukünftige Ausbrüche in Marburg reagieren, die Ausbreitung minimieren und Leben retten.

Zusammenfassend lässt sich sagen, dass der Wettlauf um einen Marburger Impfstoff zwar andauert, es wurden jedoch erhebliche Fortschritte erzielt, insbesondere durch die Arbeit der Universität Oxford und anderer Forschungseinrichtungen. Die Herausforderungen bei der Entwicklung eines Impfstoffs, einschließlich der hohen Todesrate des Virus, der Notwendigkeit wirksamer Feldversuche und der begrenzten Infrastruktur in den betroffenen Gebieten, sind erheblich, aber internationale Zusammenarbeit und Investitionen tragen dazu bei, diese Hürden zu überwinden. Die Zukunft der Marburger Impfstoffentwicklung sieht vielversprechend aus, und die weitere globale Zusammenarbeit wird von entscheidender Bedeutung sein, um sicherzustellen, dass ein sicherer und wirksamer Impfstoff denjenigen zur Verfügung gestellt werden kann, die ihn am meisten benötigen.

Kapitel Neun: Globale Auswirkungen: Ist die Welt vorbereitet?

Lehren aus früheren Ausbrüchen

Das Auftreten von Infektionskrankheiten wie Marburg und Ebola hat die entscheidende Bedeutung von Vorbereitung, schneller Reaktion und globaler Zusammenarbeit bei der Bewältigung von Ausbrüchen unterstrichen. Obwohl die Welt im Laufe der Jahre erhebliche Fortschritte bei der Bewältigung von Gesundheitskrisen gemacht hat, lassen sich aus früheren Ausbrüchen immer noch wertvolle Lehren ziehen, und diese Lehren müssen uns bei der Bewältigung zukünftiger Bedrohungen, einschließlich des Marburg-Virus, beeinflussen.

Eine der wichtigsten Lehren aus früheren Ausbrüchen, insbesondere dem Ebola-Ausbruch 2014–2016 in Westafrika, ist die Bedeutung einer schnellen Erkennung und Reaktion. Während des Ebola-Ausbruchs führten Verzögerungen bei der Erkennung des Ausmaßes des Ausbruchs und der wirksamen Reaktion dazu, dass sich das Virus in mehreren Ländern ausbreitete. Dies führte zu über 28.000 gemeldeten Fällen und fast 11.000 Todesfällen. Rückblickend hätte eine schnellere und koordiniertere Reaktion die Zahl der Todesopfer deutlich senken können.

Die Reaktion auf den Ebola-Ausbruch hat auch die Notwendigkeit robuster Überwachungssysteme deutlich gemacht. In vielen Ländern, insbesondere in Westafrika, fehlten die Kapazitäten, den Ausbruch frühzeitig zu erkennen. Begrenzte Ressourcen und unzureichende Gesundheitsinfrastrukturen führten dazu, dass es bei Auftreten von Fällen an geschultem medizinischem Personal, Diagnosewerkzeugen und Behandlungseinrichtungen mangelte, um die Krise wirksam zu bewältigen. Der Aufbau starker Gesundheitssysteme in gefährdeten Regionen, sowohl im Hinblick auf die Infrastruktur als auch auf die Ausbildung, ist von entscheidender Bedeutung, um Ausbrüche zu erkennen und einzudämmen, bevor sie außer Kontrolle geraten.

Darüber hinaus hat die Ebola-Krise gezeigt, wie wichtig die internationale Zusammenarbeit ist. Als die Weltgesundheitsorganisation (WHO) und andere globale Gremien langsam reagierten, mobilisierten viele Regierungen, Nichtregierungsorganisationen (NGOs) und Forscher unabhängig voneinander, um die Krankheit einzudämmen. Diese unabhängigen Bemühungen waren zwar unerlässlich, verdeutlichten aber auch die Notwendigkeit einer koordinierten globalen Reaktion. Die rasche Mobilisierung sowohl finanzieller als auch personeller Ressourcen war für die Eindämmung des

Ebola-Ausbruchs von entscheidender Bedeutung, und diese Lektion hat sich auf die weltweite Reaktion auf Marburg übertragen.

In den letzten Jahren brachte das Auftreten von COVID-19 zusätzliche Erkenntnisse über die Vorbereitung auf eine Pandemie. COVID-19 hat die Schwächen der globalen Gesundheitssysteme offengelegt, von Störungen in der Lieferkette bis hin zu inkonsistenter Kommunikation und politischen Herausforderungen bei der Koordinierung einer globalen Reaktion. Obwohl COVID-19 durch ein anderes Virus verursacht wird, erfuhr die Welt aus erster Hand, wie wichtig Früherkennung, klare Kommunikation und Zusammenarbeit zwischen Ländern sind. Die schnelle Impfstoffentwicklung gegen COVID-19, insbesondere durch Plattformen wie die mRNA-Technologie, hat gezeigt, dass in kurzer Zeit erhebliche Fortschritte erzielt werden können, wenn die globale Wissenschaftsgemeinschaft zusammenarbeitet.

Für das Marburg-Virus sind die Lehren aus Ebola und COVID-19 von entscheidender Bedeutung. Internationale Gesundheitsbehörden und Regierungen müssen schnell handeln, Informationen transparent austauschen und einen gleichberechtigten Zugang zu medizinischen Ressourcen gewährleisten. Darüber hinaus wird die Stärkung der Gesundheitssysteme, insbesondere in Regionen mit hohem Risiko für Marburg-Ausbrüche, von entscheidender Bedeutung sein, um die Auswirkungen künftiger Ereignisse abzumildern.

TDie Rolle der WHO und anderer globaler Gremien

Die Weltgesundheitsorganisation (WHO) spielt eine zentrale Rolle bei der Reaktion auf Ausbrüche von Infektionskrankheiten wie Marburg. Als weltweit führende öffentliche Gesundheitsbehörde leistet die WHO technische Hilfe, koordiniert internationale Bemühungen und stellt sicher, dass betroffene Länder Zugang zu den notwendigen Ressourcen und Fachwissen zur Bewältigung von Ausbrüchen haben.

Die Rolle der WHO bei der Bekämpfung des Marburg-Virus umfasst die Bereitstellung von Leitlinien für Überwachung, Diagnostik und Fallmanagement. Die Organisation arbeitet eng mit den nationalen Gesundheitsbehörden in den betroffenen Ländern zusammen, um die Ausbreitung des Virus zu verfolgen, Expertenteams einzusetzen und sicherzustellen, dass Ressourcen dort eingesetzt werden, wo sie am meisten benötigt werden. Während der jüngsten Marburg-Ausbrüche in Afrika beispielsweise entsandte die WHO Teams, um bei der Fallbearbeitung zu helfen, beim Aufbau von Isolationseinheiten zu helfen und medizinische Versorgung bereitzustellen.

Allerdings wird die Wirksamkeit der WHO bei Ausbrüchen wie Marburg manchmal durch ihre begrenzten Kapazitäten und ihre Abhängigkeit von den Mitgliedstaaten in Bezug auf Ressourcen und politische Zusammenarbeit beeinträchtigt. Die WHO kann Richtlinien herausgeben, Interventionen empfehlen und globale Reaktionen koordinieren, ihr fehlt jedoch die Durchsetzungsbefugnis, um Länder zu bestimmten Maßnahmen zu zwingen. Dies kann insbesondere in politisch instabilen Regionen oder Ländern mit begrenzten Ressourcen problematisch sein, in denen die lokalen Regierungen möglicherweise nicht in der Lage sind, einen Marburg-Ausbruch allein zu bewältigen.

Neben der WHO spielen andere globale Organisationen wie die Centers for Disease Control and Prevention (CDC), der Global Fund und die Coalition for Epidemic Preparedness Innovations (CEPI) eine entscheidende Rolle bei der Reaktion auf Ausbrüche von Infektionskrankheiten. Diese Organisationen arbeiten häufig mit der WHO zusammen, um Finanzmittel, Fachwissen und Ressourcen bereitzustellen, insbesondere wenn eine neue oder neu auftretende Infektionskrankheit eine globale Bedrohung darstellt.

Während der Ebola-Krise spielte das CDC beispielsweise eine wichtige Rolle bei der Bereitstellung technischer Hilfe, der Bereitstellung von Fachwissen in der Diagnostik und der Unterstützung bei der Einrichtung von Notfallzentren. Ebenso war CEPI maßgeblich an der Finanzierung der Impfstoffentwicklung für neu auftretende Krankheiten wie Marburg beteiligt und stellte so sicher, dass die globale Wissenschaftsgemeinschaft über die Ressourcen verfügt, die sie zur schnellen Bekämpfung von Ausbrüchen benötigt.

Während die WHO und diese anderen globalen Organisationen bei der Reaktion auf frühere Ausbrüche erhebliche Fortschritte gemacht haben, hat die COVID-19-Pandemie Mängel im globalen Gesundheitssystem offenbart, insbesondere im Hinblick auf den gleichberechtigten Zugang zu Impfstoffen, Behandlungen und Ressourcen. Diese Herausforderungen verdeutlichen die Notwendigkeit einer koordinierteren und gemeinschaftlicheren Reaktion auf globale Gesundheitsbedrohungen, einschließlich Marburg.

Kann die Welt auf eine Marburger Pandemie reagieren?

Die Frage, ob die Welt auf eine Marburger Pandemie reagieren kann, ist komplex. Während die globale Gesundheitsgemeinschaft bei der Bekämpfung von Ausbrüchen wie Ebola und COVID-19 erhebliche Fortschritte gemacht hat, gibt es immer noch Herausforderungen bei der Umsetzung einer wirksamen Reaktion auf Marburg oder andere neu auftretende

Infektionskrankheiten. Die hohe Sterblichkeitsrate von Marburg, seine Fähigkeit, sich über Körperflüssigkeiten zu verbreiten, und seine relative Seltenheit machen es zu einem besonders schwer zu bekämpfenden Virus.

Einer der Schlüsselfaktoren bei der Reaktion auf eine Marburger Pandemie wäre die Entwicklung und der schnelle Einsatz eines Impfstoffs. Die jüngsten Bemühungen zur Entwicklung von Impfstoffen gegen Ebola haben gezeigt, dass es möglich ist, in relativ kurzer Zeit wirksame Impfstoffe zu entwickeln. Der Erfolg dieser Impfstoffe sowie die Fortschritte bei den Marburger Impfstoffkandidaten lassen darauf schließen, dass rechtzeitig ein brauchbarer Impfstoff zur Verfügung stehen könnte, um auf einen Ausbruch zu reagieren. Allerdings wäre die Verteilung des Impfstoffs eine große Herausforderung, insbesondere in Gebieten mit begrenzten Ressourcen, in denen es in Marburg häufig zu Ausbrüchen kommt.

Ein weiterer entscheidender Bestandteil der Reaktion auf eine Marburger Pandemie wäre die Gesundheitsinfrastruktur in den betroffenen Ländern. Marburg-Ausbrüche treten in der Regel in Ländern mit fragilen Gesundheitssystemen auf, und die Fähigkeit dieser Systeme, eine Pandemie zu bewältigen, wäre ein wesentlicher Faktor dafür, wie gut das Virus eingedämmt wird. Um wirksam auf eine Marburger Pandemie reagieren zu können, müssten erhebliche Investitionen in die Stärkung der Gesundheitssysteme getätigt werden, darunter die Schulung des Gesundheitspersonals, die Verbesserung der Diagnostik und die Sicherstellung, dass angemessene persönliche Schutzausrüstung (PSA) verfügbar ist.

Die internationale Reaktion auf eine Marburger Pandemie würde auch eine schnelle Abstimmung zwischen Regierungen, internationalen Organisationen und Nichtregierungsorganisationen (NGOs) erfordern. Länder mit weiter entwickelten Gesundheitssystemen könnten Unterstützung in Bezug auf medizinische Versorgung, Personal und technisches Fachwissen leisten. Die Regierungen müssten sich untereinander abstimmen, um sicherzustellen, dass die Ressourcen effizient verteilt werden und die Ausbreitung des Virus so schnell wie möglich eingedämmt wird.

Letztendlich wird die Fähigkeit der Welt, auf eine Marburg-Pandemie zu reagieren, davon abhängen, wie schnell die globalen Entscheidungsträger die Bedrohung erkennen, wie gut sie ihre Bemühungen koordinieren und wie gut ihre Gesundheitssysteme auf die Bewältigung der Krise vorbereitet sind. Angesichts der Lehren aus früheren Ausbrüchen und der Fortschritte in der medizinischen Wissenschaft ist die Welt besser denn je auf die Reaktion auf einen Marburg-Ausbruch vorbereitet, es bleiben jedoch Herausforderungen bestehen.

Wie Marburg und Ebola die zukünftige Gesundheitspolitik prägen

Die Auswirkungen der Marburg- und Ebola-Ausbrüche haben die globale Gesundheitspolitik nachhaltig beeinflusst, insbesondere wenn es um die Vorbereitung und Reaktion auf Pandemien geht. Die internationale Gemeinschaft hat aus diesen Ausbrüchen wertvolle Lehren gezogen, die die Gestaltung und Umsetzung von Gesundheitspolitiken verändert haben.

Einer der wichtigsten politischen Veränderungen war die Erkenntnis, dass Infektionskrankheiten schnell erkannt und eingedämmt werden müssen. Die Ebola- und Marburg-Ausbrüche haben gezeigt, dass eine schnelle Reaktion entscheidend ist, um zu verhindern, dass sich ein lokaler Ausbruch zu einer globalen Pandemie entwickelt. Als Reaktion darauf haben viele Länder ihre Krankheitsüberwachungssysteme entwickelt und gestärkt, um sicherzustellen, dass potenzielle Ausbrüche frühzeitig erkannt werden und geeignete Maßnahmen ergriffen werden, um eine Ausbreitung zu verhindern.
Neben der Verbesserung der Überwachung hat die Weltgemeinschaft auch erkannt, wie wichtig es ist, in Forschung und Entwicklung für Impfstoffe und Behandlungen für neu auftretende Infektionskrankheiten

zu investieren. Der Erfolg der Ebola-Impfstoffe hat bewiesen, dass es möglich ist, in relativ kurzer Zeit sichere und wirksame Impfstoffe gegen tödliche Krankheiten zu entwickeln. Dies hat zu größeren Investitionen in die Impfstoffforschung und zur Gründung globaler Gesundheitsinitiativen wie CEPI geführt, die sich für die Beschleunigung der Entwicklung von Impfstoffen gegen Krankheiten mit Pandemiepotenzial, darunter Marburg, einsetzen.

Die Ebola- und Marburg-Ausbrüche haben auch die Bedeutung der internationalen Zusammenarbeit bei der Reaktion auf globale Gesundheitsbedrohungen deutlich gemacht. Für die Zukunft haben die Länder die Notwendigkeit einer stärkeren Zusammenarbeit erkannt, nicht nur beim Informationsaustausch, sondern auch bei der Gewährleistung eines gleichberechtigten Zugangs zu medizinischen Ressourcen wie Impfstoffen und Behandlungen. Die Erfahrung mit Ebola führte zur Schaffung effizienterer Systeme für die Verteilung medizinischer Hilfsgüter in betroffene Regionen, um sicherzustellen, dass die Ressourcen die am stärksten gefährdeten Bevölkerungsgruppen erreichen.

Schließlich ist der Welt klar geworden, dass die Gesundheitspolitik die sozialen Determinanten der Gesundheit berücksichtigen muss, insbesondere in Ländern mit niedrigem Einkommen. Fragile Gesundheitssysteme, schlechte sanitäre Einrichtungen und eingeschränkter Zugang zu medizinischem

Fachpersonal tragen alle zur Ausbreitung von Infektionskrankheiten bei. Künftig muss die globale Gesundheitspolitik der Stärkung der Gesundheitsinfrastruktur, der Verbesserung des Zugangs zur Gesundheitsversorgung und Investitionen in die öffentliche Gesundheitserziehung Priorität einräumen, um das Risiko künftiger Ausbrüche zu verringern.

Zusammenfassend lässt sich sagen, dass das Marburg-Virus eine erhebliche globale Gesundheitsbedrohung darstellt, die Welt jedoch besser denn je gerüstet ist, um auf diese Gefahr zu reagieren. Lehren aus früheren Ausbrüchen, insbesondere Ebola, haben die globale Gesundheitspolitik geprägt und die Fähigkeit der internationalen Gemeinschaft verbessert, tödliche Infektionskrankheiten zu erkennen, darauf zu reagieren und ihre Ausbreitung zu verhindern. Durch weitere Investitionen in die Forschung, die Stärkung der Gesundheitssysteme und die Förderung der internationalen Zusammenarbeit kann die Welt besser auf die nächste Herausforderung vorbereitet sein, die durch neu auftretende Krankheiten wie Marburg entsteht.

Kapitel zehn: Was vor uns liegt: Ruandas Weg zur Genesung

Die aktuelle Situation: Fortschritte und Rückschläge

Nach dem Marburg-Ausbruch in Ruanda hat das Land bemerkenswerte Fortschritte bei der Bewältigung der unmittelbaren Krise gemacht, doch der Weg zu einer langfristigen Erholung ist voller Herausforderungen. Wie in vielen Ländern, in denen es zu Gesundheitskrisen dieser Größenordnung kommt, wird es einige Zeit dauern, bis die Narben des Marburg-Virus-Ausbruchs verheilen, sowohl im Hinblick auf die öffentliche Gesundheit als auch auf das breitere soziale und wirtschaftliche Gefüge des Landes.
Eine der bedeutenden Errungenschaften war die schnelle Reaktion der ruandischen Regierung, die mit Unterstützung der Weltgesundheitsorganisation (WHO) und anderen internationalen Partnern unermüdlich daran arbeitete, das Virus einzudämmen. Die frühzeitige Erkennung des Virus, aggressive Quarantänemaßnahmen und die Mobilisierung von Ressourcen zur Behandlung infizierter Personen waren entscheidend, um zu

verhindern, dass der Ausbruch noch verheerender wird. Den ruandischen Gesundheitsbehörden gelang es zusammen mit internationalen Gesundheitsorganisationen, die unmittelbare Gesundheitskrise mit relativem Erfolg zu bewältigen, eine weitverbreitete Übertragung zu verhindern und die Gesamtsterblichkeitsrate zu senken. Diese schnelle Reaktion wurde weltweit als Modell für andere Länder gelobt, die mit ähnlichen Ausbrüchen konfrontiert sind.

Allerdings bleiben Rückschläge bestehen. Obwohl das Virus weitgehend eingedämmt wurde, bleiben die psychologischen, wirtschaftlichen und sozialen Auswirkungen bestehen. Der unmittelbare wirtschaftliche Schock, der durch Störungen im Geschäfts-, Reise- und Alltagsleben verursacht wurde, hat Spuren in der Wirtschaft Ruandas hinterlassen. Der Tourismus, eine der wichtigsten Einnahmequellen des Landes, erlitt einen erheblichen Einbruch. Darüber hinaus gibt es trotz erheblicher Fortschritte bei der Eindämmung des Virus weiterhin Ängste und Misstrauen, die künftige Gesundheitsmaßnahmen erschweren könnten. In einigen Gemeinden besteht das Stigma, das das Virus und seine Überlebenden umgibt, weiterhin, was den Genesungsprozess zu einer heiklen Angelegenheit macht, die eine langfristige Strategie erfordert, die über die Ausrottung der Krankheit selbst hinausgeht.

Darüber hinaus steht der Gesundheitssektor, obwohl er zunächst widerstandsfähig ist, vor anhaltenden Herausforderungen. Das Gesundheitspersonal, das bereits vor dem Ausbruch überlastet war, trägt nun die Verantwortung für den Wiederaufbau des Systems. Dazu gehört die Bewältigung zurückgebliebener Gesundheitsprobleme, die Bewältigung der psychischen Belastung sowohl für Patienten als auch für medizinisches Fachpersonal sowie die Sicherstellung, dass die Gesundheitsressourcen ordnungsgemäß verteilt werden, um künftigen Krankheiten vorzubeugen Ausbrüche.

Ruandas Gesundheitsinfrastruktur nach dem Ausbruch

Ruandas Gesundheitsinfrastruktur, die in den letzten Jahrzehnten erhebliche Verbesserungen erfahren hat, steht nun an einem Scheideweg. Der Ausbruch von Marburg hat sowohl die Stärken als auch die Schwächen des Gesundheitssystems des Landes offenbart. Einerseits wird Ruandas Gesundheitssystem für seine Effizienz und Organisation, insbesondere in städtischen Gebieten, gelobt. Der Schwerpunkt des Landes auf Zugang zur Gesundheitsversorgung, Prävention und Gesundheitserziehung hat zu einer Verbesserung der

Lebenserwartung und einem Rückgang von Krankheiten wie Malaria, HIV/AIDS und Tuberkulose beigetragen. Andererseits offenbarte der Marburger Ausbruch erhebliche Lücken in der Fähigkeit des Systems, auf Krankheiten mit schwerwiegenden Folgen zu reagieren. Während Ruandas Gesundheitssystem die unmittelbare Krise bewältigen konnte, ist die Gesundheitsinfrastruktur des Landes in bestimmten Bereichen nach wie vor unterentwickelt. Der Ausbruch verdeutlichte die Notwendigkeit einer besseren Ausbildung des Gesundheitspersonals, fortschrittlicherer Diagnoseinstrumente und größerer Kapazitäten für die Behandlung von Infektionskrankheiten. Darüber hinaus sind Gesundheitseinrichtungen in ländlichen und abgelegenen Gebieten oft schlecht für die Bewältigung solcher Ausbrüche gerüstet. In diesen Gebieten herrscht tendenziell ein Mangel an medizinischem Personal, eine unzureichende Gesundheitsinfrastruktur und ein Mangel an notwendiger Ausrüstung zur Behandlung hochansteckender Krankheiten.

Als Reaktion auf diese Lücken konzentriert sich die ruandische Regierung nun auf die Stärkung ihres Gesundheitssystems. Es werden Investitionen getätigt, um die Diagnosekapazität zu verbessern, Krankheitsüberwachungssysteme zu verbessern und eine robustere Infrastruktur für die Bewältigung künftiger Ausbrüche aufzubauen. Ein Teil dieses

Wiederaufbauprozesses umfasst die Stärkung der Zusammenarbeit zwischen dem öffentlichen und dem privaten Sektor sowie die Zusammenarbeit mit internationalen Organisationen, die auf Gesundheitsinterventionen spezialisiert sind. Ruanda arbeitet beispielsweise mit Organisationen wie Ärzte ohne Grenzen (MSF), den Vereinten Nationen und dem Globalen Fonds zusammen, um die Gesundheitsversorgung in gefährdeten Regionen zu verbessern und kritische Engpässe zu beheben.

Ruanda konzentriert sich auch auf den Aufbau eines widerstandsfähigeren Gesundheitspersonals. Die Schulungs- und Kapazitätsaufbaumaßnahmen werden ausgeweitet, um sicherzustellen, dass das Gesundheitspersonal gut auf künftige Ausbrüche vorbereitet ist. Dazu gehören nicht nur Spezialisten für Infektionskrankheiten, sondern auch kommunale Gesundheitshelfer, die in ländlichen Gebieten, in denen der Zugang zu formellen Gesundheitsdiensten möglicherweise eingeschränkt ist, von entscheidender Bedeutung sind. Ziel ist es, ein dezentraleres, effizienteres und nachhaltigeres Gesundheitssystem zu schaffen, das effektiver auf Notfälle im Bereich der öffentlichen Gesundheit reagieren kann.

Darüber hinaus investiert die Regierung umfassend in die Verbesserung der öffentlichen Gesundheitsinfrastruktur. Dazu gehört die Sanierung bestehender Krankenhäuser und der Bau neuer

Gesundheitseinrichtungen, insbesondere in den vom Marburger Ausbruch am stärksten betroffenen Gebieten. Die Modernisierungsbemühungen konzentrieren sich auch auf die Verbesserung der Sanitärversorgung, den Ausbau des Zugangs zu sauberem Wasser und die Bekämpfung grundlegender Gesundheitsprobleme wie Unterernährung, die die Auswirkungen von Infektionskrankheiten verschlimmern können.

__Langfristige Auswirkungen auf Land und Leute__

Während sich Ruandas Gesundheitssystem zu erholen beginnt, sind die langfristigen Auswirkungen des Marburg-Virus-Ausbruchs auf das Land und seine Bevölkerung schwieriger zu quantifizieren und werden noch über Jahre hinweg spürbar sein. Erstens sind die psychologischen Auswirkungen auf Überlebende, medizinisches Personal und die allgemeine Bevölkerung tiefgreifend. Für Überlebende, von denen viele über längere Zeiträume in Quarantäne oder Behandlungszentren isoliert waren, kann die Wiedereingliederung in die Gesellschaft eine Herausforderung darstellen. Die Angst vor Stigmatisierung oder Ausgrenzung bleibt für viele ein großes Hindernis. Diese emotionalen und psychischen Wunden werden durch den Verlust geliebter Menschen und das Trauma, Zeuge eines Todes solchen Ausmaßes zu sein, noch verschlimmert.

Auch die Mitarbeiter des Gesundheitswesens, die an vorderster Front der Marburger Reaktion standen, stehen vor erheblichen psychischen Problemen. Die psychische Belastung durch die Arbeit mit hochansteckenden, tödlichen Krankheiten wie Marburg ist immens. Die emotionale Belastung durch den Verlust von Patienten und die Zerstörung von Familien kann zu Burnout, posttraumatischem Stress und psychischen Problemen führen. Obwohl Unterstützungssysteme für medizinisches Fachpersonal eingerichtet werden, dürften die langfristigen psychologischen Auswirkungen des Ausbruchs auf das medizinische Personal eine der nachhaltigsten Herausforderungen darstellen.

Auf gesellschaftlicher Ebene werden die wirtschaftlichen Auswirkungen des Marburger Ausbruchs voraussichtlich noch lange spürbar sein. Ruandas Wirtschaft, die im letzten Jahrzehnt ein beeindruckendes Wachstum gezeigt hatte, erlebte aufgrund des Ausbruchs einen erheblichen Abschwung. Die Tourismusbranche, die einen großen Beitrag zum BIP des Landes leistet, wurde von der globalen Gesundheitskrise stark beeinträchtigt. Nationale und internationale Reisebeschränkungen sowie die Angst vor einer Ansteckung führten zu Buchungsstornierungen und der Tourismussektor hatte Mühe, sich zu erholen. Ruanda, das für seinen Wildtiertourismus bekannt ist, zu dem auch Besuche bei den vom Aussterben bedrohten

Berggorillas gehören, verzeichnete einen starken Rückgang der Touristenzahlen. Es wird einige Zeit dauern, bis sich der Tourismussektor erholt, aber die Widerstandsfähigkeit der Branche und der Fokus der Regierung auf den Wiederaufbau des Sektors werden dazu beitragen, dass er sich in Zukunft wieder erholt.

Ebenso wurden Ruandas Landwirtschafts- und Handelssektoren, die für die Wirtschaft des Landes von entscheidender Bedeutung sind, durch den Ausbruch beeinträchtigt. Lokale Märkte wurden geschlossen, Transportnetze unterbrochen und der Agrarsektor hatte angesichts der Gesundheitsrisiken Schwierigkeiten, Produktion und Vertrieb aufrechtzuerhalten. Die Auswirkungen dieser Störungen sind weiterhin für kleine Unternehmen und Landwirte zu spüren. Während die Regierung daran arbeitet, diese Industrien wiederherzustellen, wird die allgemeine wirtschaftliche Erholung Zeit und Mühe erfordern.

Darüber hinaus wurde auch das soziale Gefüge der ruandischen Gesellschaft beeinträchtigt. Der Marburger Ausbruch hat die bestehenden sozialen Ungleichheiten verschärft, insbesondere in ländlichen Gebieten, wo der Zugang zu Gesundheitsversorgung und Informationen eingeschränkt ist. Gefährdete Gemeinschaften, beispielsweise Menschen, die in Armut oder an abgelegenen Orten leben, sind von der Krise überproportional betroffen. Diese Gruppen werden im Hinblick auf die Erholung wahrscheinlich vor größeren

Herausforderungen stehen, sowohl im Hinblick auf die Gesundheit als auch auf die wirtschaftlichen Möglichkeiten.

Vorbereitung auf zukünftige Ausbrüche

Der Marburg-Ausbruch war ein Weckruf für Ruanda, bot aber auch die Gelegenheit, das Land besser auf künftige Gesundheitskrisen vorzubereiten. Eine der wichtigsten Lehren aus der Marburger Reaktion ist die Bedeutung eines starken, koordinierten Plans für künftige Ausbrüche. Dieser Plan umfasst nicht nur Verbesserungen des Gesundheitssystems, sondern auch die Stärkung der Fähigkeit des Landes, schnell und effizient auf Bedrohungen der öffentlichen Gesundheit zu reagieren.

Ruanda investiert in den Aufbau stärkerer Überwachungssysteme, um Frühwarnzeichen von Infektionskrankheiten zu erkennen. Dazu gehört der Einsatz von Technologie, um potenzielle Ausbrüche zu verfolgen und zu verfolgen, Hotspots zu überwachen und neue Bedrohungen zu erkennen, bevor sie sich verbreiten können. Das Land arbeitet außerdem daran, seine regionalen und internationalen Partnerschaften zu stärken, um sicherzustellen, dass es über die Ressourcen und das Fachwissen verfügt, die zur schnellen Bewältigung von Ausbrüchen erforderlich sind. Dazu gehört die Zusammenarbeit mit Nachbarländern, um Informationen auszutauschen, gemeinsame Übungen durchzuführen und regionale Kapazitäten aufzubauen.

Neben der Stärkung der Überwachungs- und Reaktionsmechanismen konzentriert sich Ruanda auch auf die Aufklärung über öffentliche Gesundheit und das Engagement der Gemeinschaft. Das Land hat gelernt, dass es von entscheidender Bedeutung ist, sicherzustellen, dass die Öffentlichkeit die Risiken und vorbeugenden Maßnahmen im Zusammenhang mit Ausbrüchen versteht. Dabei geht es nicht nur darum, die Menschen über die Besonderheiten von Krankheiten wie Marburg aufzuklären, sondern auch das Vertrauen in das Gesundheitssystem zu stärken und den Einzelnen zu ermutigen, sich bei Bedarf behandeln zu lassen.

Die Regierung arbeitet auch daran, widerstandsfähigere Gemeinden aufzubauen. Durch die Stärkung der gesamten Infrastruktur, die Förderung der wirtschaftlichen Diversifizierung und die Beseitigung langjähriger sozialer Ungleichheiten möchte Ruanda die Anfälligkeit seiner Bevölkerung für künftige Gesundheitskrisen verringern. Die Vorbereitung auf künftige Ausbrüche erfordert nicht nur den Aufbau von Gesundheitssystemen, sondern auch die Auseinandersetzung mit den zugrunde liegenden Faktoren, die zu Schwachstellen im Bereich der öffentlichen Gesundheit beitragen.

Zusammenfassend lässt sich sagen, dass Ruandas Weg zur Erholung vom Ausbruch des Marburg-Virus noch nicht abgeschlossen ist. Das Land hat erhebliche Fortschritte gemacht, aber es liegen noch Herausforderungen vor uns. Mit dem Schwerpunkt auf der Stärkung der Gesundheitssysteme, der Unterstützung der wirtschaftlichen Erholung und der Vorbereitung auf künftige Ausbrüche positioniert sich Ruanda für eine stärkere, widerstandsfähigere Zukunft. Die aus dem Marburg-Ausbruch gezogenen Lehren werden zusammen mit der Entschlossenheit und dem Innovationsgeist des Landes von entscheidender Bedeutung sein, um die Welt nach dem Ausbruch zu meistern und sicherzustellen, dass Ruanda besser auf die Zukunft vorbereitet ist.

Abschluss

Überlegungen zum Marburg-Ausbruch 2024

Der Marburg-Ausbruch im Jahr 2024 in Ruanda ist eine ernüchternde Erinnerung an die Unvorhersehbarkeit und die Gefahren, die von neu auftretenden Infektionskrankheiten ausgehen. Die rasche Ausbreitung des Virus und die darauf folgende Reaktion machten sowohl die Schwachstellen als auch die Stärken des ruandischen Gesundheitssystems deutlich und boten den globalen Gesundheitssystemen die Gelegenheit, ihre Vorbereitung auf künftige Ausbrüche neu zu bewerten. Während die unmittelbare Bedrohung durch Marburg erfolgreich eingedämmt werden konnte, werden die langfristigen Auswirkungen auf die öffentliche Gesundheit, die Wirtschaft und die Gesellschaft noch über Jahre hinweg spürbar sein. Die Widerstandsfähigkeit der ruandischen Regierung, der Gesundheitsbehörden und der Bürger angesichts einer solchen Krise ist jedoch ein Hoffnungsschimmer und ein Beweis dafür, was mit koordinierten Anstrengungen, strategischer Planung und internationaler Zusammenarbeit erreicht werden kann.

Wenn man über den Ausbruch nachdenkt, wird klar, dass kein Land, egal wie gut es vorbereitet ist, vor den verheerenden Auswirkungen von Viruserkrankungen immun ist. Die Geschwindigkeit, mit der sich das Marburg-Virus ausbreitet, und seine Fähigkeit, die lokalen Gesundheitssysteme zu überfordern, unterstreicht die Unvorhersehbarkeit solcher Pandemien. Der Ausbruch zeigte der Welt jedoch auch, wie wichtig schnelle Reaktion, effiziente Kommunikation und starke Führung bei der Eindämmung einer möglichen Katastrophe sind. Ruanda, das oft für sein schnelles und entschlossenes Handeln gelobt wird, hat gezeigt, dass selbst angesichts einer solch alarmierenden Bedrohung eine gut koordinierte Reaktion das Ausmaß der Verwüstung erheblich verringern kann. Die Fähigkeit des Landes, Ressourcen schnell zu mobilisieren, Gemeinden effektiv einzubinden und Daten zur Entscheidungsfindung zu nutzen, verdeutlichte, wie wichtig Vorbereitung und rechtzeitiges Eingreifen sind.

Für die Weltgemeinschaft hat sich der Ausbruch in Marburg im Jahr 2024 als Weckruf erwiesen. Es hat die Notwendigkeit anhaltender Wachsamkeit, einer verbesserten internationalen Zusammenarbeit und die Bedeutung von Investitionen in die Forschungs- und Gesundheitsinfrastruktur betont. Auch wenn das Virus nicht zu einer umfassenden globalen Pandemie eskalierte, erinnert uns die Möglichkeit, dass es dazu kommen könnte, ständig daran, dass wir wachsam bleiben müssen. Die Welt muss aus diesem Ausbruch lernen und ihre Strategien anpassen, um sicherzustellen, dass die Reaktion beim nächsten Auftreten einer ähnlichen Krise noch schneller, effektiver und integrativer ausfällt.

Was wir aus Ruandas Reaktion lernen können

Ruandas Reaktion auf den Marburg-Ausbruch bietet wertvolle Lehren für Länder auf der ganzen Welt, insbesondere hinsichtlich der Bewältigung der Anfangsstadien einer Krise, der effizienten Ressourcenverwaltung und des Schutzes der öffentlichen Gesundheit. Eine der wichtigsten Erkenntnisse ist die Bedeutung einer schnellen Erkennung und eines frühzeitigen Eingreifens. Ruandas schnelle Identifizierung des Virus und die sofortige Mobilisierung von Gesundheitsteams zur Verfolgung und Isolierung von Fällen verhinderten eine weitere Ausbreitung und retteten möglicherweise Tausende von Leben. Im Fall von Marburg, wo Zeit von entscheidender Bedeutung ist, war die Fähigkeit, frühe Symptome zu erkennen und schnell Eindämmungsstrategien umzusetzen, entscheidend.

Ruandas starke zentrale Koordination spielte ebenfalls eine entscheidende Rolle bei der Reaktion auf den Ausbruch. Durch die Zusammenarbeit von Gesundheitsbehörden und internationalen Partnern unter einem einheitlichen Kommando war das Land in der

Lage, Ressourcen dorthin zu lenken, wo sie am meisten benötigt wurden, der Versorgung der Infizierten Priorität einzuräumen und sicherzustellen, dass die Öffentlichkeit durch regelmäßige Updates auf dem Laufenden gehalten wurde. Der Erfolg dieser Bemühungen hing weitgehend von der klaren Befehlskette des Landes ab, in der die Entscheidungsfindung zentralisiert war, die Ausführung der Pläne jedoch dezentral bei lokalen Behörden lag, die die Realitäten vor Ort kannten. Dieses Koordinierungsmodell stellte sicher, dass sowohl städtische als auch ländliche Gebiete die Unterstützung erhielten, die sie benötigten.

Eine weitere wichtige Lektion ist die Bedeutung des Engagements in der Gemeinschaft. Ruanda zeigte ein starkes Engagement für die Einbeziehung der lokalen Gemeinschaften in die Reaktion auf den Ausbruch. Die Aufklärung über die öffentliche Gesundheit stand im Mittelpunkt der Bemühungen des Landes, da die Gesundheitsbehörden eng mit Gemeindevorstehern zusammenarbeiteten, um Informationen über Marburg, seine Symptome und die Maßnahmen, die die Menschen ergreifen können, um sich selbst zu schützen, zu verbreiten. Durch die Einbindung lokaler Führungskräfte und die Nutzung vertrauenswürdiger Kommunikationskanäle konnte die Regierung Ängste abbauen, Fehlinformationen entgegenwirken und öffentliches Vertrauen aufbauen. In einer Welt, in der sich Fehlinformationen genauso schnell verbreiten können wie das Virus selbst, ist das Vertrauen der Gemeinschaft ein entscheidender Bestandteil jeder erfolgreichen Gesundheitsmaßnahme.

Darüber hinaus stand Ruandas Gesundheitssystem trotz seiner Stärken vor großen Herausforderungen. Der Ausbruch offenbarte Lücken in der Gesundheitsinfrastruktur, insbesondere in ländlichen Gebieten, und unterstrich die Notwendigkeit einer besseren Ausbildung des Gesundheitspersonals. Der Mangel an persönlicher Schutzausrüstung (PSA), Diagnosegeräten und Betten war eine weitere Herausforderung, die es zu bewältigen galt. Diese Herausforderungen sind eine wichtige Erinnerung daran, dass kontinuierlich in die Gesundheitsinfrastruktur investiert werden muss, und zwar nicht nur in Krisenzeiten. Ruandas Engagement für den Aufbau eines robusteren und gerechteren Gesundheitssystems nach dem Ausbruch ist nicht nur von entscheidender Bedeutung, um sich auf zukünftige Epidemien vorzubereiten, sondern auch, um sicherzustellen, dass die Gesundheit der Bevölkerung kontinuierlich geschützt wird.

Einer der tiefgreifendsten Aspekte der Reaktion Ruandas war seine Fähigkeit, während der Krise einen optimistischen und dennoch realistischen Ausblick aufrechtzuerhalten. Trotz des Drucks, einen Ausbruch in einem Land mit begrenzten Ressourcen zu bewältigen, konzentrierte sich Ruandas Führung weiterhin auf eine gemeinsame, langfristige Vision sowohl für die kurzfristige Eindämmung als auch für die langfristige Erholung. Diese Denkweise, gepaart mit einer starken Kultur der Solidarität, half dem Land, die unmittelbare Gesundheitskrise zu meistern und legte gleichzeitig den Grundstein für zukünftige Widerstandsfähigkeit.

Mit besserer Vorbereitung in die Zukunft blicken

Während die Welt in die Zukunft blickt, sollten die Lehren aus Ruandas Umgang mit dem Marburg-Ausbruch die globale Gesundheitspolitik und Strategien zur Pandemievorsorge prägen. In vielerlei Hinsicht liegt der Erfolg der Marburger Reaktion nicht nur in der Eindämmung des Virus, sondern auch darin, wie Ruanda die Krise ganzheitlich und integrativ angegangen ist. Ruandas Fähigkeit, internationale Hilfsorganisationen, lokales Gesundheitspersonal, den Privatsektor und den öffentlichen Sektor zusammenzubringen, unterstreicht die Kraft eines kollaborativen Ansatzes bei Gesundheitskrisen. Die globale Gesundheitssicherheit erfordert die Zusammenarbeit aller Beteiligten, da kein einzelnes Land und keine einzelne Organisation einen Gesundheitsnotstand alleine bewältigen kann.
In Zukunft muss sich die Welt darauf konzentrieren, ihre Bereitschaft zu stärken, auf neu auftretende

Infektionskrankheiten wie Marburg zu reagieren. Die Realität ist, dass Viren wie Marburg und Ebola keine Einzelereignisse sind; Sie sind Teil eines größeren Musters zoonotischer Krankheiten, von denen die menschliche Bevölkerung zunehmend betroffen ist. Da der Mensch weiterhin in die Lebensräume von Wildtieren eingreift und sich der Klimawandel beschleunigt, wird das Risiko einer Virusübertragung von Tieren auf Menschen wahrscheinlich zunehmen. Die Notwendigkeit einer proaktiven, globalen Reaktion auf diese Risiken kann nicht genug betont werden. Dazu gehören Investitionen in die Forschung zum besseren Verständnis zoonotischer Krankheiten, die Entwicklung schnellerer Diagnosetools und die Verbesserung unserer Fähigkeit, Krankheiten zu verfolgen und einzudämmen, bevor sie sich weltweit ausbreiten.

Zusätzlich zur Konzentration auf Gesundheitssysteme und Forschung müssen die Länder der Vorbereitung auf kommunaler Ebene Priorität einräumen. Ruandas Erfolg beim gesellschaftlichen Engagement während des Marburg-Ausbruchs verdeutlicht die entscheidende Rolle, die öffentliche Aufklärung und Vertrauen bei einem wirksamen Krisenmanagement spielen. Um wirklich auf künftige Ausbrüche vorbereitet zu sein, müssen die Länder in solide Aufklärungskampagnen im Bereich der öffentlichen Gesundheit investieren und sicherstellen, dass sich die Menschen der Risiken, Symptome und Präventionsmaßnahmen im

Zusammenhang mit neu auftretenden Krankheiten bewusst sind. Diese Kampagnen sollten auch die Bedeutung von Hygiene, Impfung und Früherkennung hervorheben, da diese Praktiken bei einem Ausbruch unzählige Leben retten können.

Eine bessere Zukunftsvorsorge erfordert auch eine stärkere Betonung der internationalen Zusammenarbeit. Der Marburg-Ausbruch in Ruanda hat gezeigt, dass kein Land allein im Kampf gegen eine globale Gesundheitskrise bestehen kann. Die Vernetzung der Welt bedeutet, dass Krankheitsausbrüche schnell zu internationalen Problemen werden können und eine koordinierte globale Reaktion unerlässlich ist. Internationale Organisationen wie die WHO, die Weltbank und die Vereinten Nationen müssen weiterhin eine aktive Rolle bei der Stärkung der Gesundheitssysteme weltweit spielen, insbesondere in gefährdeten Regionen. Die globale Gemeinschaft muss zusammenarbeiten, um sicherzustellen, dass Ressourcen, Wissen und Fachwissen frei geteilt werden und dass die Welt in ihrer Reaktion auf zukünftige Gesundheitskrisen geeint ist.

Schließlich wird die Technologie eine entscheidende Rolle bei der Gestaltung der Zukunft der Pandemievorsorge spielen. Von der Entwicklung digitaler Gesundheitssysteme, die Ausbrüche in Echtzeit verfolgen können, bis hin zum Einsatz künstlicher Intelligenz zur Vorhersage zukünftiger Krankheitsmuster

– technologische Fortschritte werden bei der Reaktion auf zukünftige Gesundheitsbedrohungen von entscheidender Bedeutung sein. Ruanda hat bereits sein Engagement für den Einsatz von Technologie zur Verbesserung seines Gesundheitssystems unter Beweis gestellt, und andere Länder sollten diesem Beispiel folgen, indem sie in die digitale Gesundheitsinfrastruktur investieren und innovative Lösungen einführen, die die Überwachung, Behandlung und Prävention von Krankheiten verbessern können.

Zusammenfassend lässt sich sagen, dass der Marburg-Ausbruch im Jahr 2024 in Ruanda sowohl die Schwachstellen als auch die Stärken globaler und nationaler Gesundheitssysteme aufgezeigt hat. Es hat die Bedeutung von Vorbereitung, schneller Reaktion und gemeinschaftlichem Engagement bei der Eindämmung von Ausbrüchen und der Verhinderung globaler Gesundheitskrisen hervorgehoben. Obwohl Ruandas Reaktion erfolgreich war, gibt es auf globaler Ebene noch viel zu tun, um sicherzustellen, dass die Welt auf künftige Pandemien vorbereitet ist. Indem wir aus den Erfahrungen Ruandas lernen und in Gesundheitsinfrastruktur, internationale Zusammenarbeit und Technologie investieren, können wir eine Zukunft aufbauen, in der die Welt besser auf die nächste Bedrohung der öffentlichen Gesundheit vorbereitet ist. Die aus diesem Ausbruch gezogenen Lehren werden in den kommenden Jahren als Grundlage für ein widerstandsfähigeres und einheitlicheres globales Gesundheitssystem dienen.

www.ingramcontent.com/pod-product-compliance
Lightning Source LLC
Chambersburg PA
CBHW050304230526
45471CB00005B/2015